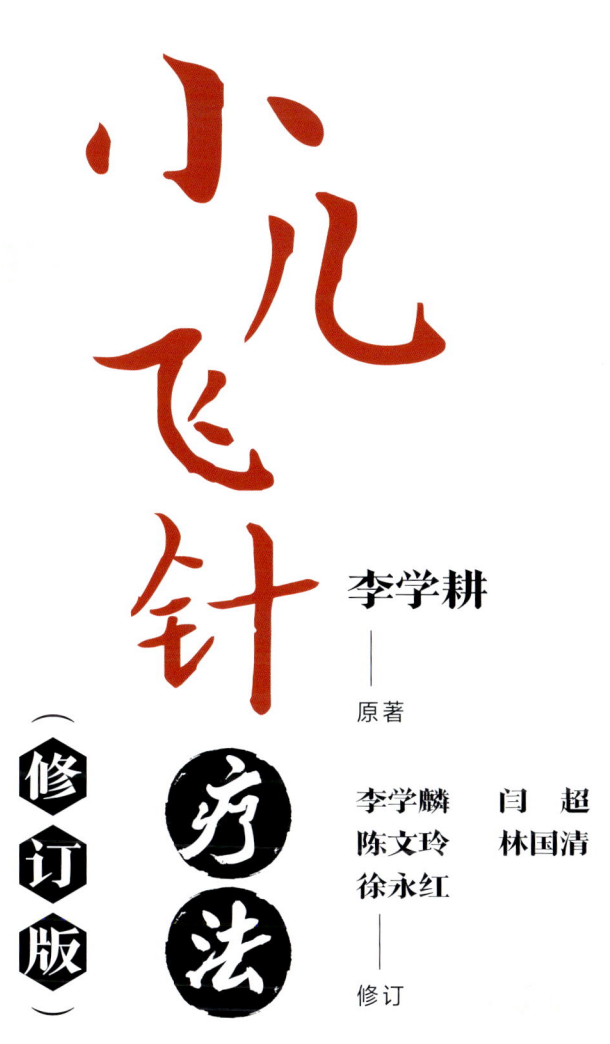

小儿飞针疗法

（修订版）

李学耕
——
原著

李学麟　　闫　超
陈文玲　　林国清
徐永红
——
修订

海峡出版发行集团
THE STRAITS PUBLISHING & DISTRIBUTING GROUP

福建科学技术出版社
FUJIAN SCIENCE & TECHNOLOGY PUBLISHING HOUSE

图书在版编目（CIP）数据

小儿飞针疗法 / 李学耕原著；李学麟等修订 . —修订本 . —福州：福建科学技术出版社，2018.3（2025.6 重印）
ISBN 978-7-5335-5544-3

Ⅰ . ①小… Ⅱ . ①李… ②李… Ⅲ . ①小儿疾病 - 针刺疗法 Ⅳ . ① R245.3

中国版本图书馆 CIP 数据核字（2018）第 024900 号

书　　名	小儿飞针疗法（修订版）	
原　　著	李学耕	
修　　订	李学麟　闫　超　陈文玲　林国清　徐永红	
出版发行	福建科学技术出版社	
社　　址	福州市东水路 76 号（邮编 350001）	
网　　址	www.fjstp.com	
经　　销	福建新华发行（集团）有限责任公司	
印　　刷	北京兰星球彩色印刷有限公司	
开　　本	700 毫米 ×1000 毫米　1 / 16	
印　　张	5.5	
图　　文	88 码	
版　　次	2018 年 3 月第 1 版	
印　　次	2025 年 6 月第 2 次印刷	
书　　号	ISBN 978-7-5335-5544-3	
定　　价	39.00 元	

书中如有印装质量问题，可直接向本社调换

再版说明

    《小儿飞针疗法》是一本颇具临床价值的小儿针灸疗法书籍。本书系已故福建省儿科名家李学耕教授所著，成书于1981年。鉴于本书的实用价值和中医外治疗法的传承和发展，特此再次修订本书，以供后世医家学习借鉴。

    全书共分三部分。第一部分介绍小儿诊断基础知识，第二部分介绍飞针疗法，第三部分为医案选录。全书对小儿诊疗及飞针疗法作了详尽的介绍，切合临床实际，是中医儿科学中小儿针灸疗法的重要补充与发展。

    《小儿飞针疗法》自刊行后，发行近2万册。近年来随着中医儿科学的发展，小儿外治法逐渐得到重视，小儿飞针疗法在众多小儿急性病、常见病的诊治中发挥着重要的作用。因而重新整理修订此书，对于提高中医儿科临床诊疗水平，特别是对小儿针灸疗法的发展具有重要的现实意义。

    本次修订主要针对以下几个方面进行调整和补充。

    1. 基本保持原书的体例、结构，将原版书中的手绘插图改为小儿模特实拍图及实物拍摄图，以便读者更直观地学习应用。

    2. 增加了飞针刺激部位简表以便读者查阅。

    3. 在"医案选录"章节增加了近几年积累的几例具有代表性的小儿飞针诊治医案。

    4. 对原书中的通假字与错别字作了一些修改，对原书中概念模糊的内容进行修改。

    由于水平所限，书中难免还有错漏，敬请读者批评指正。同时借此机会，向阅读本书的广大读者，向给予我们关心、鼓励和帮助的同行、专家学者，表示由衷的感谢。

    此次修订，文字工作主要由陈文玲医师执笔，并得到福建中医药大学附属人民医院传统内科全体同仁的支持和帮助，谨此致谢。

李学麟

2017年9月

前　言

　　"飞针"，俗称"摘针"，属于古代针法中之"半刺""毛刺"范畴，是中医诊治儿科疾病的一种简便易行的辅助疗法。它具有针具简单、操作方便、安全可靠、针刺时短、疼痛轻微、便于医者与患儿配合、无不良反应和疗效显著等特点。飞针配合"灯火燋法"，对7岁以下儿童，尤其3岁以内婴幼儿的急性病、常见病，如高热、惊痛、昏迷、疼痛、呕吐、泄泻等有捷效，而对消化不良、积滞、疳证等慢性病亦有良效。在飞针疗法取效后再配合药物治疗，其作用往往事半功倍。

　　鉴于飞针疗法一向不为儿科医生重视而散见民间，又因乏人整理发掘而濒临失传的状况，笔者乃承继先祖、先父之心法和经验，结合个人临床和教学实践体会，整理编写是书。全书包括小儿诊断基本知识、飞针疗法介绍和医案选录三个部分，侧重介绍了飞针的手法、飞针刺激部位和飞针治疗小儿常见病等方面的内容，简明扼要、通俗易懂，可供中西儿科医师、基层医务人员等参考应用。

　　本稿由李学尧、李学麟、李孔珪协助整理，附此并记。

编者

1981 年 7 月于福建中医学院

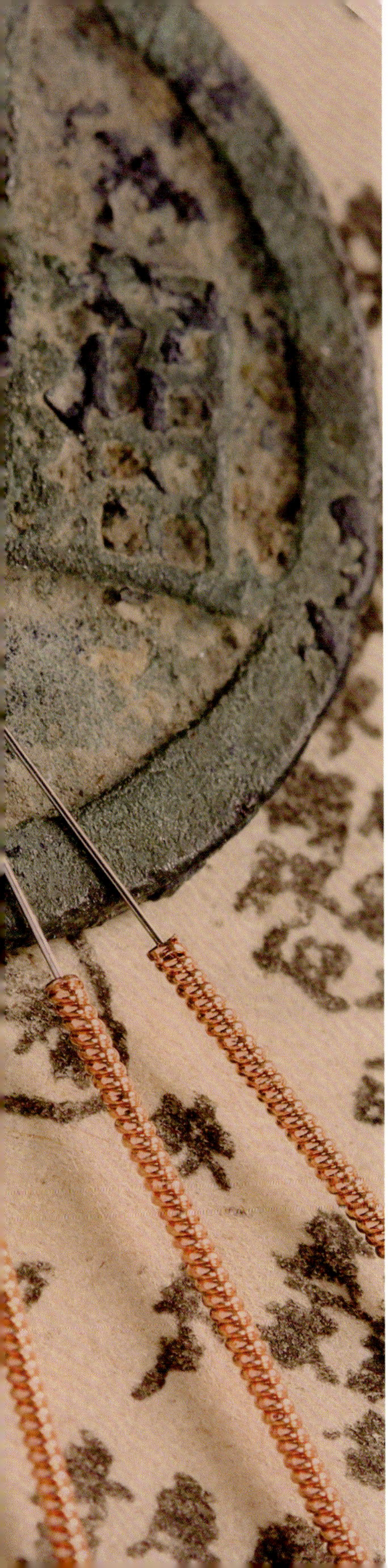

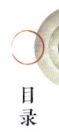

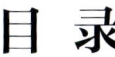
目 录

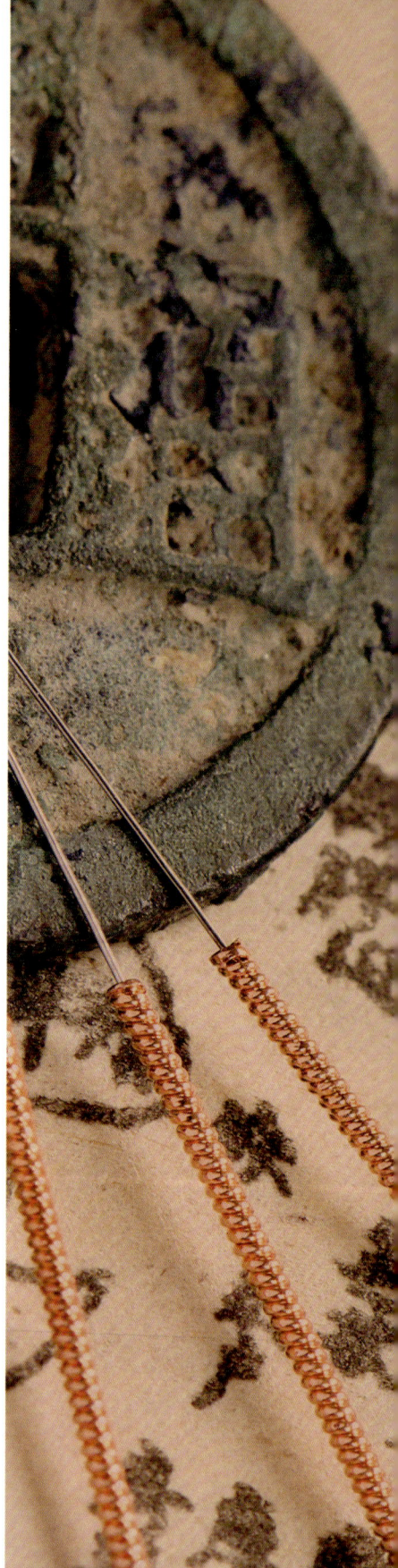

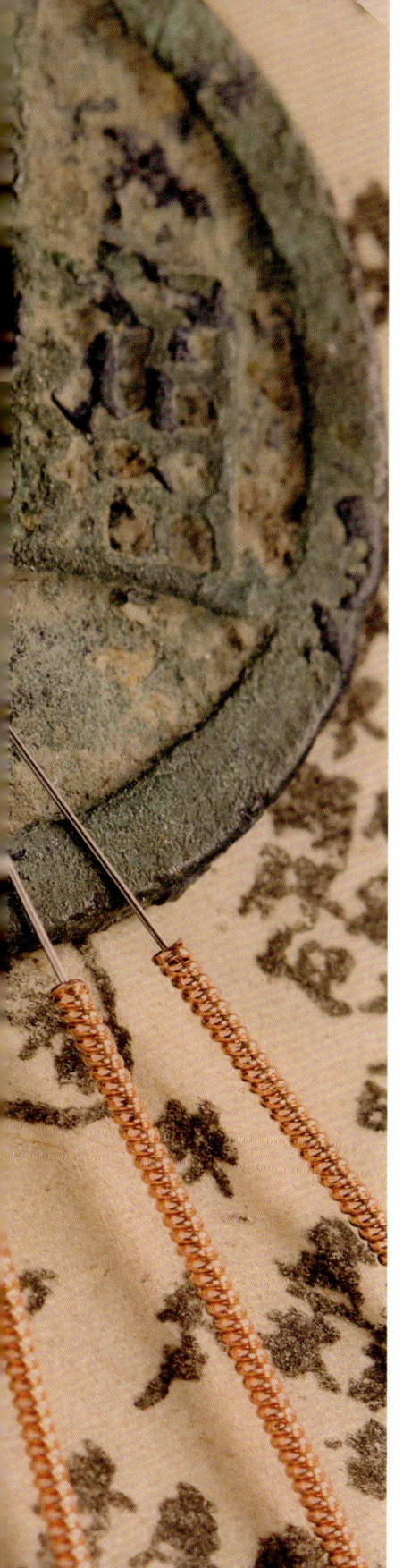

小儿诊断基础知识

　　小儿从出生到成年，处在不断的生长发育过程中，无论是在生理方面还是病理方面，都有着与成人不同的特点。因此，仅仅具备成人的临床诊疗知识是不够的，还要掌握小儿疾病诊疗的基本知识，尤其要洞悉小儿的生理、病理特点。

　　小儿的生理特点之一，是"脏腑娇嫩，形气未充，气血不足"。这是因为小儿（特别是乳幼儿）机体各器官的功能发育均未成熟，各方面均处于"稚阴未充，稚阳未长"的状态，即中医所谓"稚阴稚阳"之体；另一方面，小儿犹如嫩芽，生机蓬勃，发育迅速，有如旭日初升，草木方萌。无论体格、智慧，还是脏腑功能，均不断趋向完善成熟，年龄愈小，生长发育速度也愈快，这就是古代医家所谓"纯阳"之体。

　　小儿的病理特点表现为"发病容易，变化迅速"。这是因为，小儿形气未充，卫外功能未固，外易受六淫外邪侵袭，内易为饮食所伤，造成邪气易实、精气易虚的"邪实、正虚"状态。又因小儿体属"纯阳"，其病变中，邪气易于猖狂，往往出现实热症状。但又是"稚阴稚阳"，一旦正不胜邪，则易致正气亏损，而出现亡阴、亡阳等虚象。

　　因此，对儿科疾病的诊疗，必须强调诊断明确、治疗及时、用药审慎果敢。然小儿脏腑气机清灵、反应敏捷、活力充沛，既无七情、色欲的伤害，亦无悲观失望等情绪的影响，且生机蓬勃，修复能力强，因此，只要治疗及时、护理适当，就能迅速恢复健康。

　　小儿疾病的诊断方法，也是根据四诊、八纲、脏腑、经络而进行辨证的。正因为小儿有其生理、病理特点，所以临床诊断又与成人有一定程度的区别。同时，由于小儿在临床检查时往往不甚合作，即使是年纪较大儿童也不能准确地反映病情，因此，儿科疾病的四诊，必须有重点地采取特有的方法进行。兹将儿科四诊中所采用的与成人不同的方法简明叙述如下，以作为对疾病诊断和治疗的参考。

一、望诊

（一）望神色

　　小儿神气色泽，主要表现于精神面貌。凡目有光彩、精神奕奕、表情活泼、

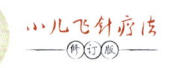

面容欢笑的，是脏腑气机灵活、气血和调，为神气充沛，多属无病，虽或有病，亦较轻浅易愈。若精神疲乏、不言不笑，或似哭非哭、锁眉苦脸，必属有病，或病势不轻。因此，望神色能体现小儿脏腑气机的活动能力，是望诊的关键。

面部五色主病：

1. 赤色主热、主痰

面色红赤，为表热或里热；红赤带紫，为身发壮热；红中兼青，属惊风将发征兆；面或唇周色青，为肝风内动或惊悸；面颊红赤，多为痰火壅盛。

2. 白色主寒、主虚

面白多为气虚或血虚；两颊色白，为寒邪客肺；面色苍白为虚寒；惨白而兼冷汗淋漓，多为阳气欲脱。

3. 黄色主湿、主疳积

面色晦黄不华，多为脾胃湿滞不化；黄而兼白，多为脾虚或疳积。

4. 青色主风、主惊

面青多为心神不安，为惊风征兆；印堂青筋横越，属风属惊。

5. 黑色主寒、主痛

面黑多为寒邪重证，或中邪毒腹痛现象。

（二）审苗窍

1. 察目

目为肝之窍，五脏之精华皆上注于目。审察目之形色，可诊内脏病变。巩膜红赤，多为肝经风热；黄浊多系湿热内郁或黄疸现象；眼泪汪汪而目睛红赤、眼胞微肿，须防麻疹；眵泪交流，多为热伤于肝；迎风流泪，多为寒伤于肝；白膜遮睛，为肝疳证候；眼球时见颤动，多属痰证；目睛呆滞，直视、窜视或斜视，多属惊痫；瞳孔对光缩小或散大无反应，为肾气已绝危象。

2. 察鼻

鼻为肺之窍，乃呼吸孔道。喷嚏、鼻塞、流清涕，为外感风寒；鼻流黄浊脓涕，为外感风热，或感冒经久向愈征象；鼻衄多为肺经热盛、血热妄行；鼻孔干燥，为外感燥邪或肺热；鼻翼煽动，为肺气闭塞、肺炎证候。

3. 察口唇

口为脾窍。唇色淡白，是气血虚亏；唇色青紫，多为血瘀或寒证；唇色樱红，为暴泻气阴两伤；口唇干燥，为伤津现象；满口白屑，状如鹅口，为鹅口疮或口腔黏膜糜烂，皆属心脾积热；口颊两侧黏膜有白色小点，周围绕以红晕，为麻疹黏膜斑（柯氏斑）。

1. 辨舌象

（1）辨舌质：小儿正常舌质淡红润泽，伸缩活动自如。若舌质淡白，为气血虚弱；舌质红绛，为邪入营血；舌红无苔，为阴虚津少；舌质紫黯，为气血瘀滞；舌起红刺，为邪热亢盛。

（2）辨舌苔：新生儿舌质稍鲜红、苔少而滑，或乳幼儿哺乳期的乳白苔，或因服食有色食物所染的色苔，均为正常舌象。舌苔白滑为寒；白腻为寒湿内滞；色黄为热，黄腻为湿热，黄燥为里热；苔白腻浊为乳食停滞；苔黄腻浊为食滞化热，苔剥为伤阴热象；苔花剥如地图样，多为虫积或脾虚之征。

5. 察齿

齿为骨之余，齿龈属胃。初生儿齿龈红肿，多属胃火上冲；牙齿逾期不出，多为肾气不足；新生儿齿龈有白色米粒样碎点，影响吮乳，为马牙证候，属脾胃积热。

6. 察二阴

前阴为生殖器与尿道，后阴指肛门。小儿阴囊紧缩，表示肾气充沛；阴囊松弛，多为体虚或有热；阴囊时坠，啼哭甚者，为疝气；阴囊或阴茎肿大，为肾炎水肿征象。

女孩前阴红赤而湿，多属下焦湿热；前阴瘙痒，多为蛲虫感染。

肛门湿润红肿疼痛，多为大肠湿热；便后直肠脱出，多为中气虚亏；若红肿则为肠热下迫的脱肛；肛门瘙痒，为蛲虫病。

7. 望二便

新生儿或乳幼儿，由于哺乳关系，排便次数可能较多，且多较稀薄，颜色黄而干湿适中，是属正常现象。若大便燥结，为内有实热或阴虚内热；大便稀薄，挟有白色凝块，为内伤乳食；大便稀薄，色黄秽臭，为湿热内滞；下利清谷，洞泄不止，为脾肾俱虚；大便赤白黏冻，为湿热积滞痢疾证候。

小便黄赤短涩，为心火下迫或膀胱湿热；小便浑浊如米泔，为食滞不运或湿热下注；小便色呈茶褐，为血尿之征；小便深黄，多为肝胆湿热内蕴。

（三）察指纹

1. 三关测轻重

指纹是指小儿食指掌面靠拇指一侧的浅表静脉。观察指纹是对三岁以下小儿的一种诊法。所谓三关，即将食指内侧三节分为"风""气""命"三关。食指近掌部虎口第一节为"风关"；第二节为"气关"；第三节为"命关"（图1）。通过察看指纹（静脉）伸缩透达的部位，可以推测病情的轻重。

小儿正常指纹多在"风关"以下，呈红黄色隐而不露；若指纹在"风关"，表示新感外邪，病多轻浅；指纹到达"气关"，为病邪深入，病势方盛，病多较重；指纹到达"命关"，说明邪已深入脏腑，病多严重；若指纹越过三关，直透指端，称之为"透关射甲"，证属危殆。

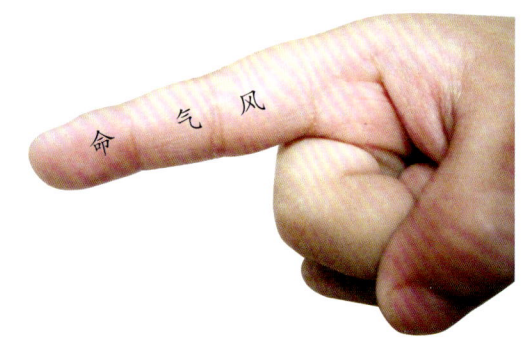

图1　婴儿指纹三关图

2. 浮沉分表里

浮沉主要是观察小儿指纹的充盈度，以了解病邪之在表在里。指纹浮露，多属初病，邪在外表；沉而不显露，多是邪已深入于里，属里实或为里虚证的征象。

3. 红紫辨寒热

指纹色泽主要是辨别小儿疾病的寒热现象。指纹鲜红浮露，多是外感风寒发热表证；指纹淡红隐而不露，多为中气怯弱的虚寒征象；深红紫暗，多属寒已化热，热邪郁滞；指纹紫色多属于热证，紫而显露，为实热；指纹青色多属风，主惊、主痛、主痉搐；纹色青紫是肝经风热或气血郁滞、伤食、停痰、气逆；青而紫黑属血瘀，为热邪炽盛、闭郁血络，证多危殆；指纹黄色不红，多为脾胃虚损、伤食、疳积等证候。

4. 淡滞定虚实

指纹色淡，多是禀赋虚弱、气血不足、中气怯弱，不论新病久病均属虚象，一般淡红为虚寒，淡青为体虚有风，淡紫为体虚有热。指纹若见瘀滞，色暗纹粗，推之不畅，此为病邪稽留，阻遏营卫运行，每见于中焦痰湿、食滞、邪热郁结等实证，且多属重证或痼疾。

二、闻诊

闻诊也是小儿诊断的一个主要方面。小儿不能自诉病情，但随着疾病的变化，往往可以出现各种不同的声音和气味。

（一）闻哭声

1. 正常的哭声

健康的小儿，哭声一般都比较洪亮而长，并有泪液，且多是偶然啼哭。

2. 饥饿的哭声

声音大多绵长无力，常伴有啜咂及吮指等动作，得乳后哭声自止。

3. 疼痛的哭声

声高尖锐，忽缓忽急，时作时止。若为腹痛，则伴腰腹伸缩纵动，啼而不哭；如外感头项刺痛，则哭而带摇头，并有额热或肌热。

4. 肺部病变的哭声

哭声嘶哑，呼吸不利，或兼有痰涎梗阻，为咽喉病变或肺有实热；若哭时涕泪俱闭，属肺气上闭，清窍痹阻不通所致；若哭而无声，多为肺绝之征。

5. 疳疾的哭声

哭声缓慢低沉，状若呻吟。若面带愁容，且身体疲惫不舒，多为沉重虚弱病证。

6. 惊恐的啼哭

突然啼哭，伴惊恐状态，面色发青，或左右顾盼，握拳或紧抱母怀，应注意身体中有无异物刺激，或周围有无触目的致恐之物。

7. 惊风征兆哭声

哭声如嚎，哭而不啼，为气急心烦所致。

8. 肝热的啼哭

睡起或睡中啼哭，此为小儿肝热火盛，睡起头晕或睡中心烦暴躁难眠所致。

9. 心虚的啼哭

多于睡前啼哭一阵，此多为小儿心虚神倦、精神不守所致。

10. 病危的啼哭

哭声甚弱或低微不出，且呈现有气无力的音短现象。

11. 便溺的啼哭

哭声洪亮而清长，并有泪液，但不经常啼哭，便后即止。

12. 发脾气的啼哭

声音响亮而急，边哭边诉，且左顾右盼，以达到目的而渐止。

（二）嗅气味

1. 嗅口气

口气臭秽，多为肺胃积热；嗳腐酸秽，多为伤食积滞；口气腥臊，多为血壅上焦之征。

2. 嗅二便

大便臭秽，为大肠积热；酸臭而稀烂，多为伤食积滞；便稀腥臊，完谷不化，多为脾虚不运；下利清谷，气味不臭，为脾肾两虚。小便短赤而臭，为三焦有热

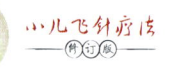

或心火下迫；混浊或带腥臭，为膀胱湿热；清长无臭，多为脾肾虚寒之象。

（三）呼吸音与咳声的辨别

1. 呼吸

小儿肺脏娇嫩，呼吸道疾病较为多见。若呼吸气粗有力，多为外感热证；呼吸急促，喉间哮鸣，属痰邪壅肺，为哮喘症状；呼吸急促，气粗鼻煽，多为肺炎；呼吸窘迫，面青不咳，常为气道阻塞；呼吸微弱，状如哭泣，为肺气将绝；呼吸稍促，张口呼吸，系鼻塞现象。

2. 咳嗽

咳声重浊，为外感风寒；咳声响亮，干涩无痰，多因肺热；咳声连续不已，且带回响如笛音，为百日咳；咳声嘶哑如吼，多为喉病或白喉。

◎ 三、问诊

小儿问诊与成人略有不同。兹根据小儿临床见证与小儿生理、病理特点简要归纳四点，分述如下。

（一）问寒热

小儿发热虽有体温计可测，但往往不够准确，有的时起时伏，有的皮肤有热或有里热，而体温计又难以测出。故必须详细询问病况，并结合临床所见诊断。若五心烦热，或午后发热，多为阴虚或肝热；头身热盛，或哺乳时口热，多为外感，或里热外现；有汗发热为外感风热；无汗发热、但畏冷、喜人偎抱、蜷缩而卧，为外感风寒；寒热时起时伏，多邪在半表半里；发热连续、烦躁不寐，为湿热内蕴；夏令发热持久不退、无汗多尿，为夏季热征象。

（二）问汗

小儿为"纯阳"之体，肌肤嫩薄，腠理不固，比较容易出汗，属正常现象。倘若白天汗出过多，面色淡白身凉，多系气虚卫外不固；如夜间冷汗自出，是为盗汗；仅见上半身出汗或单见头汗、夜半即收、肌肤不冷，则为膈上有热之蒸汗；汗出而热不解，为热病邪热入里证候；如病重汗出如油、淋漓不止，是为亡阳虚脱之危象。

（三）问饮食与二便

小儿不思饮食，是为脾胃运化失常。口渴喜饮，为热证或胃阴不足，津液耗损。能食而大便不化，多为积滞成疳；大便稀薄而完谷不化，为脾气虚弱不能健运；便意频繁、量少而带黏液，为湿热下痢；大便暴泻如注而带泡沫，为胃肠蕴热下迫；大便秘结，多为内有实热或阴津亏虚。小便清长或夜间遗尿，多为肾气虚弱；小便淋沥短赤，多属湿热下注。

（四）问睡眠

小儿睡眠以爱静为佳。若烦躁少寐，多为肝热或心虚；睡中齘齿，多有蛔虫；热病昏睡，多为热入心包或痰蒙清窍的闭证重候。

四、切诊

小儿切诊包括切脉与按诊两个方面。

（一）切脉

小儿脉搏，3岁以下以一息6至为正常脉象。其切脉方法，因小儿寸口脉位甚短，通常仅用拇指或中指按切寸、关、尺三部，故古人又称之为"一指定三关"。

小儿的脉象多以浮、沉、迟、数、有力、无力六种来辨别表、里、寒、热、虚、实。以浮沉分表里；迟数辨寒热；有力无力定虚实，且其脉象多是相兼出现的。

1. 浮脉
浮脉多见于表证。浮而有力为表实；浮而无力为表虚。

2. 沉脉
沉脉多见于里证。沉而有力为里实；沉而无力为里虚。

3. 迟脉
一息不达5～6至为迟脉，多为寒象。迟而有力为寒滞实证；迟而无力为虚寒。

4. 数脉
一息超过5～6至为数脉，多属热象。数而有力为实热；数而无力为虚热。

此外，临床上还常见有弦、滑二脉，弦为肝热或惊风征兆；滑为痰壅或食积不化。

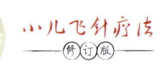

（二）按（触）诊

按诊可分为按囟门、按额枕、按胸腹、按四肢等四个部分。

1. 按囟门

小儿 1 周岁半以后囟门尚未闭合，为先天不足或发育不良；1 周岁半以内囟门高隆为热甚上冲；凹陷为气虚或先天亏损；膨隆而硬，则多为寒凝之象；若囟门宽大，颅骨头缝开解，则为阳虚解颅之征或脑水肿。

2. 按额枕

前额热甚，为外感表热；身热、前额不温而冷，为外感风寒兼挟积滞；后枕部有热为里热。

3. 按胸腹

胸骨高突为"鸡胸"；背部脊柱高突为"龟背"；胸部高而起伏，兼见鼻煽，多为肺炎喘证；虚里（即心尖搏动处）动甚，为火热旺盛；左胁下有痞块，多为疟疾引致脾脏肿大；右胁下痞块，则多为肝炎引致肝脏肿大。

腹痛喜按为虚痛或寒痛；腹痛拒按为实痛或积滞；腹痛按之内有蠕动转移，多为蛔虫扰痛；腹部胀满，叩之如鼓声，多为气滞腹胀；腹胀推之有水波样动荡，多为腹内积水。

4. 按四肢

四肢厥冷，多属阳虚；若高热而肢冷，则为厥逆；四肢抽搐挛动，为惊风征兆；一侧或两侧下肢痿软无力，为小儿麻痹症。

以上望、闻、问、切四诊，不能单独作为诊断依据，临床上必须四诊合参才能作出正确的诊断。

飞针疗法介绍

一、 飞针疗法源流

"飞针疗法"是针灸疗法的一个分支，它的针具和手法早在祖国医学典籍《黄帝内经》里就有记载。如《素问·缪刺论》《灵枢·九针十二原》《灵枢·刺要》《灵枢·官针》等篇中均有记载，尤以《灵枢·官针》所载最详。有应不同病变的"九变刺法"；有应十二经的"十二节刺法"；有应五脏的"五刺"(半刺、豹文刺、关刺、合谷刺、输刺)等记述。如多针浅刺的"毛刺"；少针浅刺的"扬刺"；独针斜刺而留针的"浮刺"；快速浅刺的"半刺"；直入直出，反复多次浅刺的"赞刺"；直入直出，深入至骨的"输刺"；左右前后刺络的"豹文刺"；小络出血的"络刺"等等。"飞针"的刺法则属于"半刺""毛刺""络刺"范围。

关于针具，《灵枢·九针十二原》载有毫针、圆利针、三棱针等九种。历代飞针疗法所用的针具，乃承袭了古代针型如"圆利针"，不过后世则多改为银质针体。

随着历史的变迁，飞针疗法在很长一段时间内是散在于民间，它虽深受广大群众欢迎，但却不为儿科医师重视，而几乎濒临摒弃失传的境地。笔者通过临床实践，认为飞针还是行之有效的一种简易针法，很有推广的必要。无论中西医儿科医师，如果能够应用"飞针"于临床，是能起到辅助治疗作用的。

二、 飞针的治病原理

飞针的治病原理，大体与针灸治病原理相同。它主要是针对小儿"脏气清灵、感受性强、反应敏捷、易于康复"的生理特点，通过机械刺激，起到调节脏腑功能的作用。"飞针"是采用"轻、快、点"的针刺方式，以人身经络路线的特定部位为针刺目标，也就是通过刺激经络皮部、经筋等引起的感应，达到疏通经气、调节血液运行、扶助体内正气、旺盛脏腑活动力、驱除病邪和调整患儿机体内在

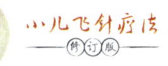

脏腑、气血、经络之气趋于正常，而治愈疾病的目的。

三、飞针手法

"飞针"是采用特制的银针(不锈钢针亦可)作为针刺工具，以轻、快、点(浅)的特殊刺法刺激皮肤。其轻"如履薄冰"；其快"如鱼翔跃"；其点"如雀啄食"。若能熟练掌握，则运用自如。现将飞针手法分述于下。

(一) 针具与消毒

1. 针具

采用含银约70%、含铜约30%，或不锈钢丝，制成长约8厘米、直径约0.3厘米的银针或不锈钢针，整个针体呈圆柱形，针体中段扭转成螺旋形，便于指握不滑，上端捶扁如铲形，下端可磨成圆锥形，针尖宜带钝而不宜过于锐利(图2)。

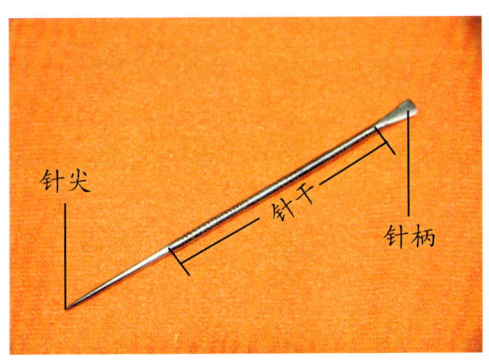

图2 飞针针具图

2. 消毒

行针前，一般可用75%酒精棉球拭针和消毒针刺部位。

(二) 针刺手法

针刺手法是决定治疗效果的重要因素之一。手法熟练、轻重均匀、运用自如、针刺部位准确，疗效就比较显著。练习针刺手法时，一般可在约20余页厚的废旧簿子或书籍上练针，熟练后自能得心应手。

1. 持针手势

以右手拇指、食指紧握针体中段，中指稍伸直封住针体下端，仅露出针锋，针柄斜靠在食指第二指节侧。刺针时可将无名指、小指侧斜叠轻靠针刺部位，以防临针时儿体移动；然后将针尖刺入所选部位，连续而有节奏地轻轻转动手腕，中

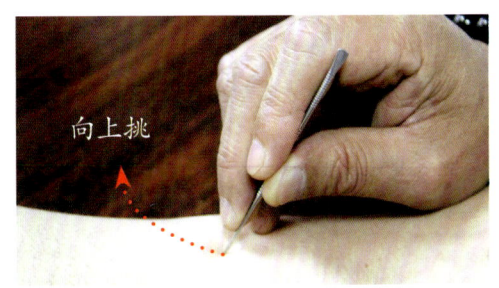

图3 持针手势图

指尖稍用劲往上挑起（图3）。

2. 操作方法

(1) 轻浅：如履薄冰。着皮不着肉，将针尖轻轻地刺及浅层皮肤，同时应以不出血为主，针刺后遗留在皮肤上的针点，犹如蚊子叮咬后的微红点状。

(2) 快速：如鱼翔跃。若跃若摇，连续快速摆动腕部，轻快如飞，沿着直线而行，故称之为"飞针"。

(3) 点刺：如雀啄食。忽起忽落，一觉针尖点皮后，中指即稍用劲随腕斜挑而起，并发出短促清脆的"嗒嗒"声。

（三）针刺程序

针刺程序，从局部经络线来说，宜先刺中线，次刺侧线（两侧线可不分先后刺）。从身体部位来说，宜先头面后躯干；先胸腹后腰背；最后刺四肢。

对于同一经络线，应先上后下，即先从线的上端均匀往下点刺。同一经络线中针点之间的距离，应视患儿大小和部位不同而定，一般距离为0.5～1厘米，每条线平均刺3~7点。证轻者可少针些，3～5点；证重者可多针些，5~7点。

（四）适应证与禁忌证

飞针疗法适用于小儿急性、热性、进行性或慢性等实证。至于寒性、退行性或久病之后元气亏虚及素体虚弱等患儿均不适宜。

（五）体位

小儿施针时，最好由母亲抱着，或医生取坐位将小儿抱放在大腿上。医者将针刺部位消毒后，左手扶助儿体固定，然后施针。

（六）治疗时间

飞针疗法因对急证、实热证效果显著，因此凡患儿高热不退、昏迷不醒、惊风将发或已发的，均可立即施针。

对于业急性疾患的腹痛、小便癃闭、疝气、脱肛等，亦可给予及时施针；但对慢性疾患如疳积、水肿、肢体神经性麻木的痿痹证等，则宜于上午或饱食后施针较为适宜。

（七）针刺分量

针刺穴区分量，可根据不同病情而定。对急性、热性的实证，如高热、昏迷、痉挛等，可同时针刺必针的穴区，以达到苏醒神志、缓解痉挛，发汗退热、清心

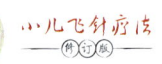

除烦等目的。根据临床观察体会，一般针刺 2 ~ 4 穴区即能见效；或施针 3 ~ 5 分钟后，就能见效。如无特殊情况，不可全身施针。如果针后证虽缓解，但又反复，一般可立即再行刺针 1 次（高热患儿须间隔半天左右才可再针），但以间隔 1 小时左右再针为宜。如尚未见效，也就无须多次连续针刺，因有的病需要一定时间才能逐渐取效；或继续探讨病情，采取其他治疗方法。

慢性病的针刺穴区分量，一般每天最好只施针 1 次，每次可选取 3 ~ 5 个穴区。以后隔天或隔 2 天针刺 1 次，可视病情和患儿体质决定。

（八）注意点

在施针过程中，应全神贯注观察患儿表情。如发现针刺中毫无反应，或偶见面色青白，或针时冷汗出，或针中突然惊叫（不包括昏迷患儿针后苏醒而啼哭，因针刺后随针苏醒而啼哭，是属针效），则应立即停针，改用其他方法处理。

（九）针刺前后处理

施针前应对患儿家长说明飞针前后一般无其他不良反应，以解除顾虑，使患儿家长乐于接受。

针刺部位消毒后，医生手指亦宜洗净或用酒精消毒，先用左手食指、中指二指轻轻抚摸于将要施针的穴区，再行飞针手法，以免患儿因突然刺激而受惊吓。针刺后宜尽量避风，以防针后感风着凉。

◎ 四、 飞针刺激部位

小儿全身可以飞针刺激的部位，多分布于头、面、躯干及肘、膝关节以下。每个穴区又可以详细分为若干经络刺激线，每线一般可分 3 ~ 7 个刺激点。为了便于叙述，兹将它分段举出。

施针时，可根据不同的病情，遵循中医辨证论治的原则，选择有关刺激穴区进行针刺，但也可以同时选择 2 ~ 3 个穴区进行施针。

（一）头面部刺激线

1. 前额区刺激线
部位：

额中线：又称"眉心线"。自前发际正中（即"神庭"穴）至眉心（即"印堂"穴）的连线。

额侧 1 线： 又称"目中线"或"阳白线"。即与额中线距离约 1.5 寸[①]的平行线（即"曲差"穴至瞳孔正中上方的连线）。左、右各 1 条。

额侧 2 线： 又称为"眉尾线"。即与额侧 1 线距离约 1.5 寸平行线（即"本神"穴至"丝竹空"穴的连线）。左、右各 1 条。

以上前额区左、中、右共 5 条刺激线（图 4）。

功能： 前额区为人身诸阳经所过之处，刺激头面部经络，能振奋全身卫阳之气，达到驱散风邪、清热、醒神、开窍等作用。

主治： 小儿外感风热或风寒，风邪蒙蔽清窍，双目紧闭不欲张开，呈昏迷状态；或因高热头晕、头痛、鼻衄等。

患儿反应： 一般施针后，患儿即清醒啼哭，双目张开。

2. 颞区刺激线
部位：

颞 1 线： 又称"耳前线"。即从耳外轮前上方近发际处（即"和髎"穴）至前发际平的连线。左、右各 1 条。

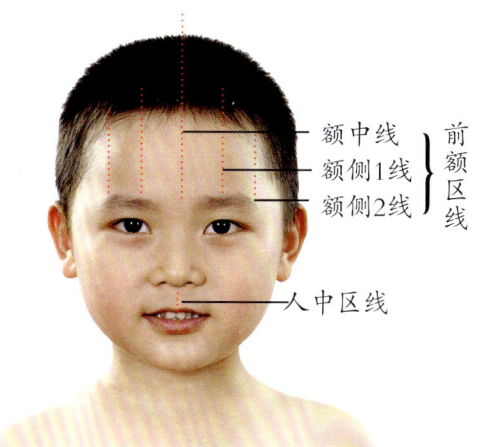

图4　前额区、人中区刺激线

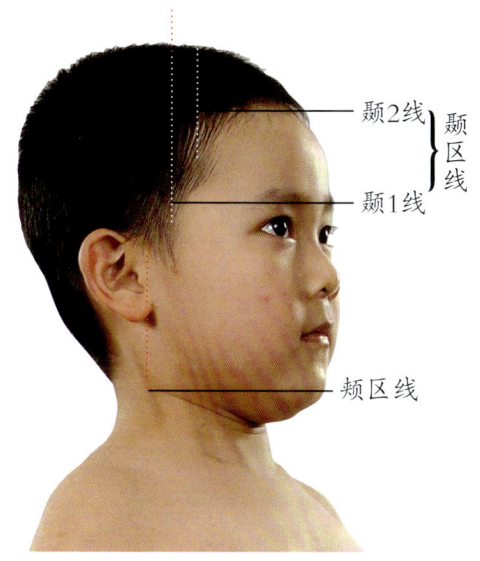

图5　颞区、颊区刺激线

颞 2 线： 又称"太阳线"。即颞 1 线与目外眦之间（即"太阳"穴）向上至发际近"头维"穴处的连线。左、右各 1 条。

以上颞区左、右两侧共有 4 条刺激线（图 5）。

功能： 颞区为少阳经脉所过之处，颞区刺激线的功能是疏散风热或风寒之邪。

主治： 头目眩眩，眼球红赤肿痛，眼泪汪汪，两目斜视、窜视或直视等。

---

①文中所指尺寸，均为针灸学上的同身寸。本章儿童真人模特图由福建科学技术出版社提供。

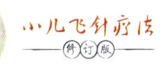
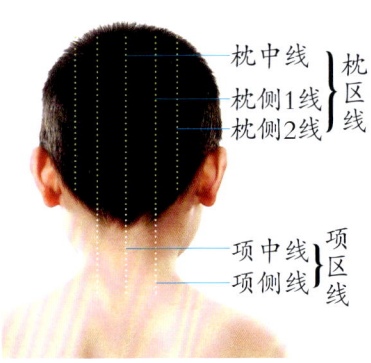

图6　枕区、项区刺激线

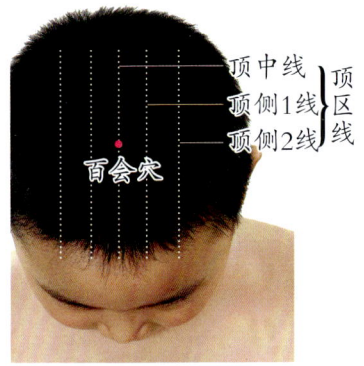

图7　顶区刺激线

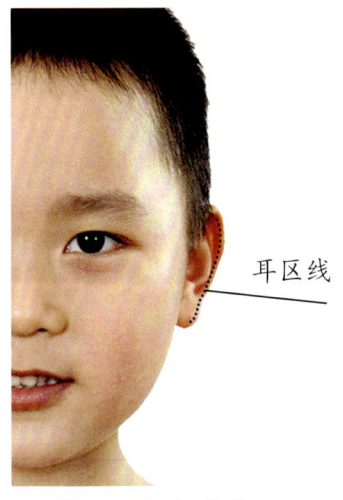

图8　耳区刺激线

3. 枕区刺激线

部位:

枕中线: 又称"风府线"。即自枕后正上方之"后顶"穴处直下至后发际正中的连线。

枕侧 1 线: 又称"天柱线"。即距枕中线约 1 寸处的平行线(即沿颈筋平行向下至后发际的连线)。左、右各 1 条。

枕侧 2 线: 又称为"风池线"。即与枕侧 1 线距离约 1 寸的平行线,下沿至后发际。左、右各 1 条。

以上枕区左、中、右共 5 条刺激线(图6)。

功能: 枕区为足太阳经脉和督脉所过之处,该区刺激线具有驱散和缓解太阳风邪的作用。

主治: 颈项强直性痉挛,高热神昏,两目窜视、直视、斜视等。

4. 头顶区刺激线

部位:

顶中线: 又称"百会线"。即"百会"穴至前发际正中、百会穴至枕骨中心的连线,前接额中线,后接枕中线。

顶侧 1 线: 又称"通天线"。即由顶中线两侧各旁开约 1.5 寸的平行线,前接额侧 1 线,后接枕侧 1 线。左、右各 1 条。

顶侧 2 线: 又称"承灵线"。即与顶侧 1 线距离约 1.5 寸的平行线,前接额侧 2 线,后接枕侧 2 线。左、右各 1 条。

以上顶区左、中、右共 5 条刺激线(图7)。

功能: 头为诸阳经之会,头顶区刺激线能直接疏散头部风热之邪。

主治: 高热神昏,两目窜视、直视或斜视,痉挛等。

注意点: 如小儿囟门未闭,则囟门周围不宜施针。

5. 耳区刺激线

部位: 耳区刺激线,即耳周线。是沿耳轮背周围的环状线,有 5 ~ 7 个刺激点。左、右各 1 线（图 8）。

主治： 眼睛红肿，眵泪交流，翳膜等。

6. 颊区刺激线

部位： 颊区线，又称"颊车线""曲颊线"。系从耳屏正中前近"听宫"穴处，向下引至曲颊部的连线。左、右各 1 条（图 5）。

功能： 颊区为足阳明经脉所主，刺激颊区线，能缓解颊部咀嚼肌痉挛或麻痹。

主治： 牙关紧闭，牙床松动，吮乳困难。

7. 人中区刺激线

部位： 人中区刺激线即"人中线"。是沿鼻唇沟至上唇红白肉际处的刺激线（图 4）。

功能： 人中区为任脉起始点，属急救刺激点之一。

主治： 神志昏迷，惊风，口眼歪斜等。

8. 项区刺激线

部位：

项中线： 又称"颈椎线"。系后发际正中向下至第七颈椎的连线。

项侧线： 又称"项肌线"。即与项中线距离约 5 分的平行线，靠项肌与项中线等长。左、右各 1 条。

以上项区左、中、右共 3 条刺激线（图 6）。

功能： 项区为足太阳经脉所过之处，该区刺激线能缓解颈、项肌痉挛，常与枕区线配合应用。

主治： 颈项强直。

（二）胸腹部刺激线

1. 胸区刺激线

部位：

胸中线： 又称"膻中线"。自结喉胸骨颈切迹沿胸骨正中至剑突尖部的连线。

胸侧 2 线： 又称"乳中线"。是与胸中线平行的、从乳头正中上至锁骨下沿、下至肋骨沿的连线。左、右各 1 条。

胸侧 1 线： 又称"俞府线"。即胸中线与胸侧 2 线之间的平行线。左、

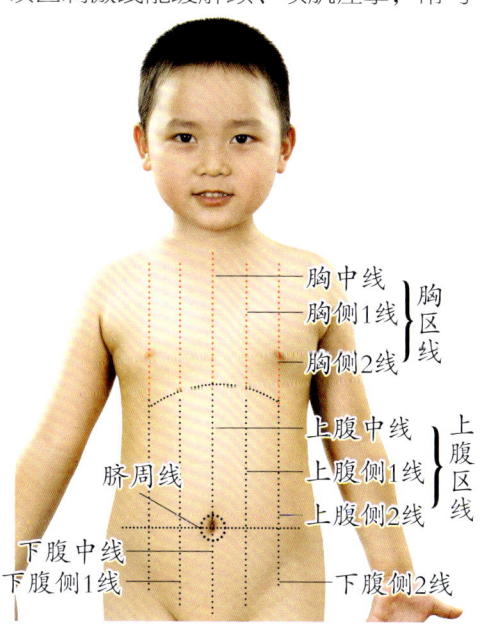

图 9　胸腹部（胸区、腹区、脐区）刺激线

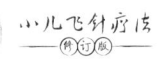

右各 1 条。

以上胸区左、中、右共有 5 条刺激线 (图 9)。

功能： 胸区为心、肺所在的部位，针刺胸区线能舒展胸中郁气，调节心、肺活动功能，排除胸膈痰涎，缓解呼吸困难。其中膻中线又是治疗小儿神志昏迷的主要刺激线之一。

主治： 气喘，肺炎，咳嗽，昏迷等。

2. 上腹区刺激线

部位：

上腹中线： 又称"中脘线"。系自剑突向下沿腹白线至脐上的连线。

上腹侧 1 线： 又称"梁门线"。即与腹中线距离约 2 寸的平行线，上接胸侧 1 线，下至"天枢"穴。左、右各 1 条。

上腹侧 2 线： 又称为"日月线"。即与上腹中线距离约 4 寸的平行线，上接胸侧 2 线，下至"大横"穴。左、右各 1 条。

以上上腹区左、中、右共有 5 条刺激线 (图 9)。

功能： 上腹区为足阳明、足太阴经脉所过之处，针刺上腹区线可通过刺激腹肌起反射作用，以增强脾胃活力，调节脾胃运化功能。

主治： 中脘痞满，上腹部胀痛，食欲不振，消化不良，呕吐，腹水等。

3. 脐区刺激线（脐周线）

部位： 以脐为圆心，距脐半径约为 5 分处的圆周线，可约匀分为 6 个刺激点 (图 9)。

功能： 促进胃肠运化功能。

主治： 腹痛，蛔虫痛，脘腹胀满，脐风等。

注意点： 治疗脐风一般采用"灯火燋法"，而不用针刺 (详见附录中的"脐风十三燋点"部分)。

4. 下腹区刺激线

部位：

下腹中线： 又称"气海线"。即自脐下方至耻骨沿的连线。

下腹侧 1 线： 又称"天枢线"。即与下腹中线距离约 2 寸的平行线，上按"天枢"穴，下至腹股沟沿。左、右各 1 条。

下腹侧 2 线： 又称为"腹结线"。即与下腹中线距离约 4 寸的平行线，上接"大横"穴，下至腹股沟沿的"府舍"穴。左、右各 1 条。

以上下腹区左、中、右共 5 条刺激线 (图 9)。

功能： 下腹区为足阳明、足太阴、足少阴等经脉所布之处，通过腹肌反射作用，直接调节大、小肠蠕动和膀胱气化功能等。

主治： 痢疾，腹泻，便秘，小便淋沥或癃闭，少腹胀痛，疝痛等。

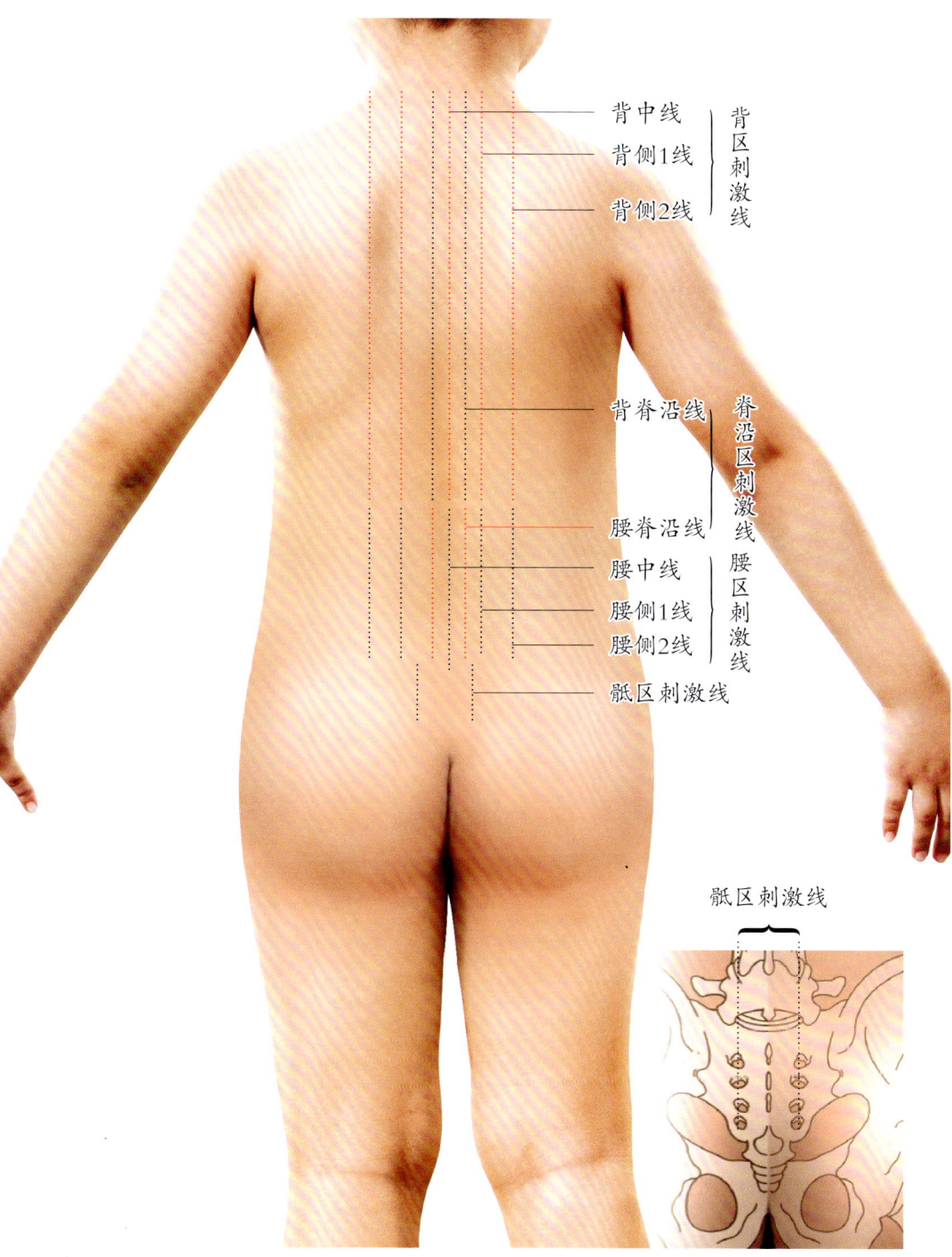

图10　背腰部(背区、腰区、骶区、脊区)刺激线

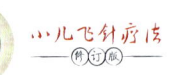

（三）背腰部刺激线

1. 背区刺激线

部位：

背中线： 又称"大椎线"。即自第七颈椎下沿至第一腰椎上的连线。

背侧 1 线： 又称"脏俞线"。即与背中线距离约 1.5 寸的平行线，与背中线等长。左、右各 1 条。

背侧 2 线： 又称为"肩胛线"。即与背中线距离约 3 寸的平行线，与背中线等长。左、右各 1 条。

以上背区左、中、右共 5 条刺激线（图 10）。

功能： 背区刺激线均为督脉与足太阳膀胱经脉的五脏腧穴所分布之处，具有促进五脏功能活动的作用。

主治： 小儿烦躁多啼，咳嗽，气喘，项背强直等。

2. 腰区刺激线

部位：

腰中线： 又称"命门线"。即自第一腰椎正中向下至尾闾骨端的连线。

腰侧 1 线： 又称"腑俞线"。即与腰中线距离约 1.5 寸的平行线，上接背侧 1 线，下至臀大肌起始部。左、右各 1 条。

腰侧 2 线： 又称"秩边线"。即与腰中线距离约 3 寸的平行线，上接背侧 2 线，下至臀大肌上。左、右各 1 条。

以上腰区左、中、右共 5 条刺激线（图 10）。

功能： 腰区刺激线属督脉和足太阳膀胱经脉的六腑腧穴所布之处，具有促进六腑功能活动，尤其促进胃肠蠕动的作用。

主治： 泄泻，便秘，腰背强直，下肢软弱无力等。

3. 脊沿区刺激线

部位：

背脊沿线： 紧靠脊椎沿，上自颈椎两侧，下至第一腰椎两侧的连线。左、右各 1 条。

腰脊沿线： 自第一腰椎沿下至尾闾骨两侧沿的连线。左、右各 1 条。

以上脊沿区自颈椎两侧，循脊椎沿下至尾闾骨沿两侧的刺激线，又称"疳积线"。左、右各 1 条，共有 2 条（图 10）。

功能： 刺激脊椎沿线能直接兴奋中枢神经，增强全身活力，促进脏腑气血运行，调节小儿脾胃运化功能。

主治： 小儿疳积，消化不良，呕吐（背脊沿线），泄泻（腰脊沿线），角弓反张等。

4. 骶区刺激线（八髎线）

部位： 即腰中线与腰侧 1 线之中的平行线，上与髂嵴平，下至骶端。左、右各 1 条（图 10）。

功能： 骶区刺激线为足太阳经脉所过之处，又近大肠处，通过针刺反射作用，能直接调整大肠活动能力。它常与腰脊沿线或下腹区线配合应用。

主治： 腹泻，便秘，痢疾，脱肛等。

（四）上肢部刺激线

1. 臂区刺激线

手三阳线

部位：

少阳线： 又称"外关线"。即自肘尖沿手臂背阳面至腕横纹正中"阳池"穴的连线。左、右手各 1 条。

阳明线： 又称"曲池线"。即自屈肘横纹尽头"曲池"穴，沿桡骨侧至腕侧横纹陷处"阳溪"穴的连线。左、右手各 1 条。

太阳线： 又称"小海线"。即自肘尖外大骨陷处"小海"穴，沿尺侧至腕侧横纹陷处"阳谷"穴的连线。左、右手各 1 条。

以上臂区手三阳线左、中、右双手共 6 条刺激线（图 11）。

功能： 通过刺激手三阳经脉引起的反射作用，达到增强表卫功能，疏理腠理，驱逐外邪的目的。

主治： 头痛，发热恶寒，惊风等。

手三阴线

部位：

厥阴线： 又称"内关线"。即自肘内横纹正中"曲泽"穴，沿手臂内阴面向下至腕横纹"大陵"穴的连线。左、右手各 1 条。

少阴线： 又称"少海线"。即自肘内侧横纹尽头"少海"穴，向下至腕内侧横纹尽头"神门"穴的连线。左、右手各 1 条。

太阴线： 又称"尺泽线"。即自肘外侧横纹尽头的"尺泽"穴，至腕外侧横纹"太渊"穴的连线。左、右手各 1 条。

以上臂区手三阴线左、中、右双手共有 6 条刺激线（图 11）。

功能： 通过手三阴经脉的反射作用，能促进内脏心、肺功能，达到清热、泻火、安神的目的。

主治： 高热汗出，烦躁不寐，神志不清，惊风等。

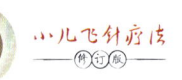

2. 掌区刺激线

手背线（又称"八邪线"）

部位： 从手背腕横纹分别沿手背指筋间隙至各手指根部之间的连线。每手 4 条刺激线，双手共有 8 条（图 11）。

功能： 八邪线为手阳经所布之处，能疏风散邪，清热舒络。

主治： 发热，急惊风，高热手厥，脐风，手背麻木等。

掌中线（又称"劳宫线"）

部位： 自掌后横纹"大陵"穴，通过掌心"劳宫"穴至中指根部的连线。左、

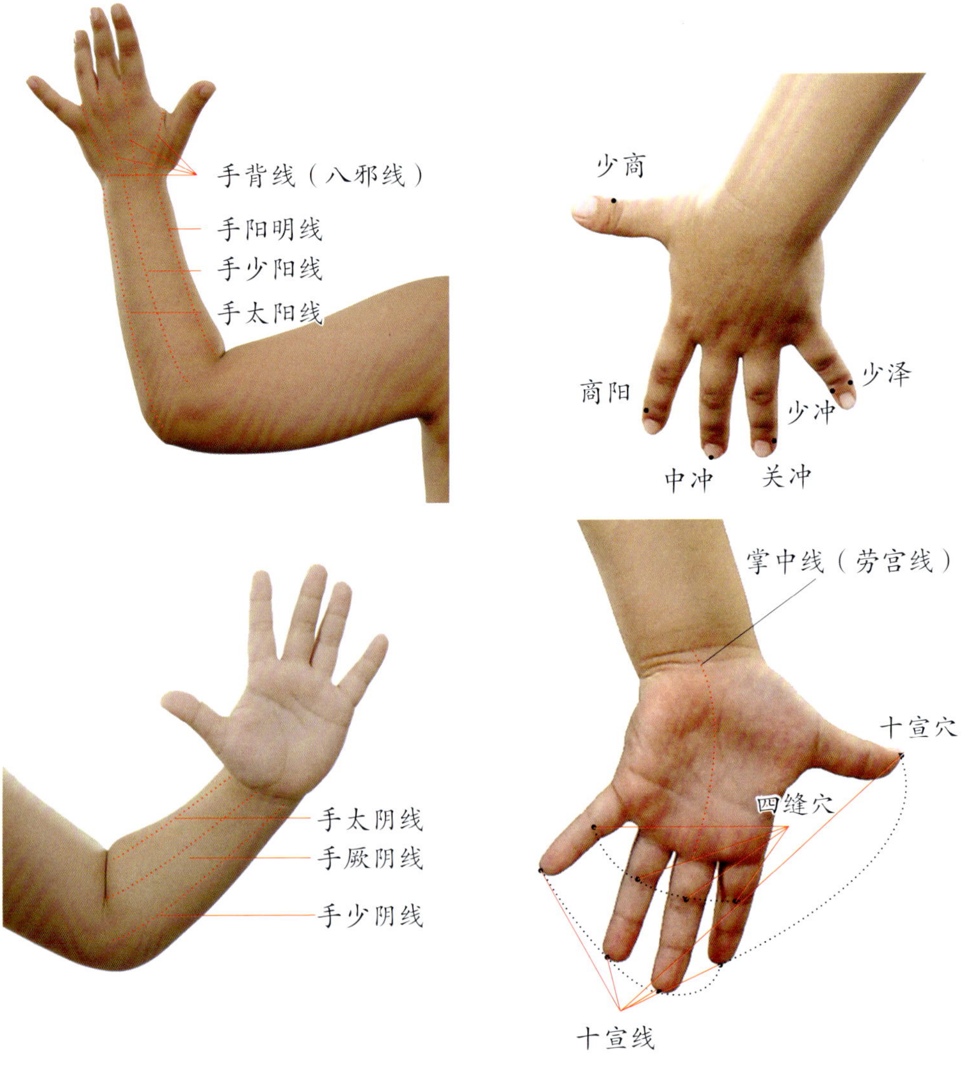

手背线（八邪线）
手阳明线
手少阳线
手太阳线

少商
商阳
少泽
少冲
中冲　关冲

掌中线（劳宫线）
十宣穴
四缝穴

手太阴线
手厥阴线
手少阴线

十宣线

图11　上肢部(臂区、掌区)刺激线

右两掌各 1 条刺激线，双掌共有 2 条 (图 11)。

功能：为手厥阴心包经脉所过，功能清心泻火。

主治：高热，神昏，心火炽盛，口疮口糜，舌謇，吐舌，咽肿等。

十宣穴（又称"手通心点"）

部位：位于 10 指头尖端近指甲处。每手 5 点，左、右手共 10 点 (图 11)。

功能：为指神经末梢部，功能宣达脏腑，通心开窍，兼能清热泻火。

主治：高热，昏迷，急惊风，厥逆等。

注意点：飞针针刺十宣点的手法，是采用稍重的刺激量 (浅刺，以不出血为度)，达到苏醒神志的目的。

十二井穴（简称为"井穴"）

部位：与针灸井穴同，以各指经脉的井穴 (少商、商阳、中冲、关冲、少冲、少泽) 为刺激点。每手 6 点，左、右两手共 12 点 (图 11)。

功能：为手三阴、手三阳经脉所主，功能清泻脏腑实热，通心开窍。

主治：高热不退，昏迷，厥逆，惊搐等。

注意点：刺井手法宜浅刺稍挤出血。但一般每手 1 次以选取 2、3 个井穴为宜。

四缝穴

部位：在两手的食指、中指、无名指、小指 4 个指内面的第一指节与第二指节横纹缝中。每手 4 穴，左、右手共 8 个刺激点 (图 11)。

功能：增强内脏活动力，增强小儿脾胃运化和吸收能力。

主治：小儿疳积。

手法：将针尖对准横纹中的脉络挑刺，挤出黄白色透明液体 (以挤净为度)。每个指节均只挑刺 1 次，同时要根据小儿的体质和耐针情况而定。一般 1 天挑刺 1 手，或二三指节即可，每间隔二三天挑刺 1 次，全疗程可分 2 ~ 4 天挑刺完。

一般小儿经挑刺后 3、5 天即见食欲增进，消化力加强，1 个月左右就有逐渐恢复健康的趋势。严重的疳积患儿，可于 1 个月左右再行挑刺 1 次，则效果更好。

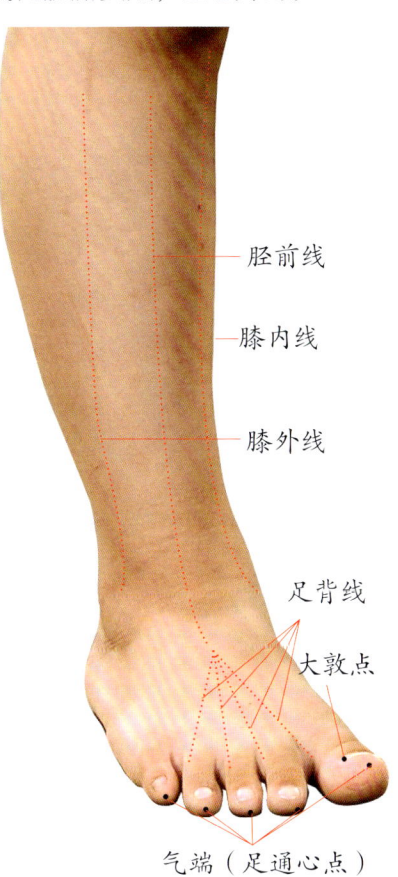

胫前线

膝内线

膝外线

足背线

大敦点

气端（足通心点）

图12 下肢部刺激线(一)

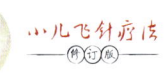

（五）下肢部刺激线

1. 胫区刺激线

胫前线（又称"三里线""膝中线"）

部位： 自膝下"足三里"穴，沿胫骨前沿直下，至跗关节"解溪"穴的连线。左、右足各 1 条刺激线，双足共 2 条（图 12）。

功能： 通过足阳明胃经的反射作用，达到调节胃肠活动能力的目的。

主治： 腹痛，消化不良，下肢麻木等。

膝外线（又称为"阳陵线"）

部位： 即自膝外侧腓骨小头下，至足外踝尖上的连线。左、右足各 1 条刺激线，双足共 2 条（图 12）。

功能： 通过足少阳胆经的经气反射作用，达到清泻胆经实火的目的。

主治： 肝胆蕴热，胁痛，黄疸，夜寐惊悸，多啼，喉间痰鸣，下肢麻木等。

膝内线（又称"阴陵线"）

部位： 即自膝内侧屈膝横纹尽头，至足内踝尖上的连线。左、右足各 1 条刺激线，双足共 2 条（图 12）。

功能： 通过足少阴肾经和足太阴脾经等经气反射作用，以促进脾肾与膀胱功能活动。

主治： 小便短赤，癃闭，失禁，夜啼，下肢麻木等。

腘窝线（又称"委中线"）

部位： 即自膝内腘窝横纹正中，向下沿腨肚至足跟上部的连线。左、右足各 1 条刺激线，双足共 2 条（图 13）。

功能： 通过足太阳膀胱经的经气反射作用，能疏解因风邪所致的腰背强直。

主治： 角弓反张，惊风抽搐等。

2. 跖趾区刺激线

足背线（又称"八关线"）

部位： 即自踝关节横纹"解溪"穴沿足背各伸肌腱间至趾根部的连线。左、右足各 4 条刺激线，双足共 8 条（图 12）。

功能： 通过足三阴、足三阳经的经气反射作用和足伸肌腱的调节作用，疏解外邪和促进下肢气血的运行。

主治： 惊风抽搐，高热，足部厥逆等。

跖中线（又称"涌泉线"）

部位： 即自足跖底正中部沿"涌泉"穴向前，至中趾内根部的连线。左、右各 1 条刺激线，双足共 2 条（图 13）。

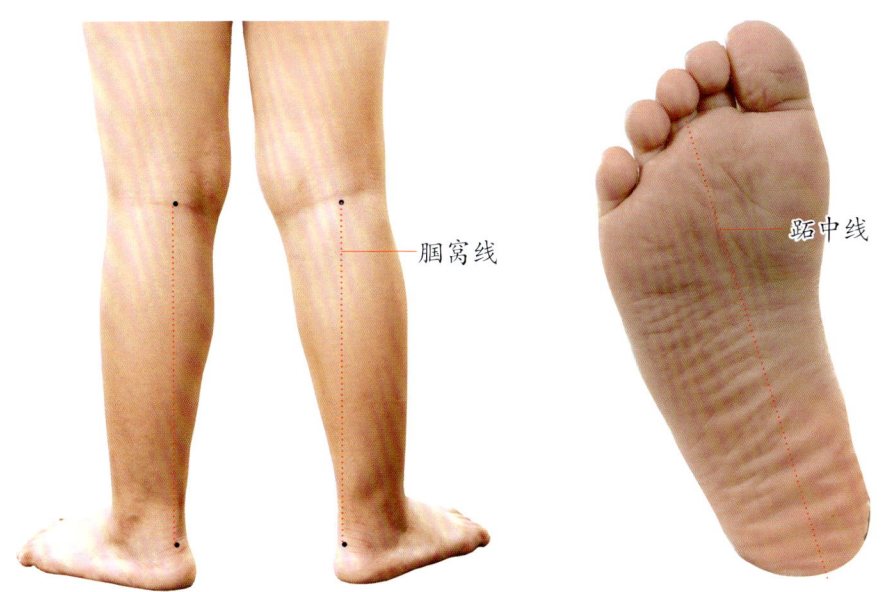

胭窝线

踞中线

图13 下肢部刺激线(二)

功能： 通过足少阴肾经的经气反射作用和上病下取的原则，以激发内脏功能活动，达到清泻热邪的目的。

主治： 呕吐，泄泻，鼻衄，脱肛，惊悸，昏迷，囟填等。

气端（又称"足通心点"）

部位： 即足趾尖端部。每足趾尖各 1 点，左、右双足共 10 点，与"十宣"穴合称为"通心点"（图 12）。

功能： 为足趾神经末梢部，功能宣达脏气，通心开窍，清热泻火。

主治： 惊风，高热昏迷，厥逆等。

注意点： 气端的针刺手法与十宣穴同，均以浅刺不出血为度。

大敦点

部位： 即足大趾爪甲根部后外侧角约 1 分处，每足 1 点，左、右双足共 2 点（图 12）。

功能： 为足厥阴肝经井穴，能清泻肝经实热。

主治： 惊风，疝痛，蛔厥等。

注意点： 针刺手法与手十二井穴同。

（六）镇惊十点

部位：

百会： 头顶部正中点，后发际上 7 寸处。

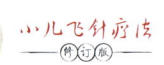

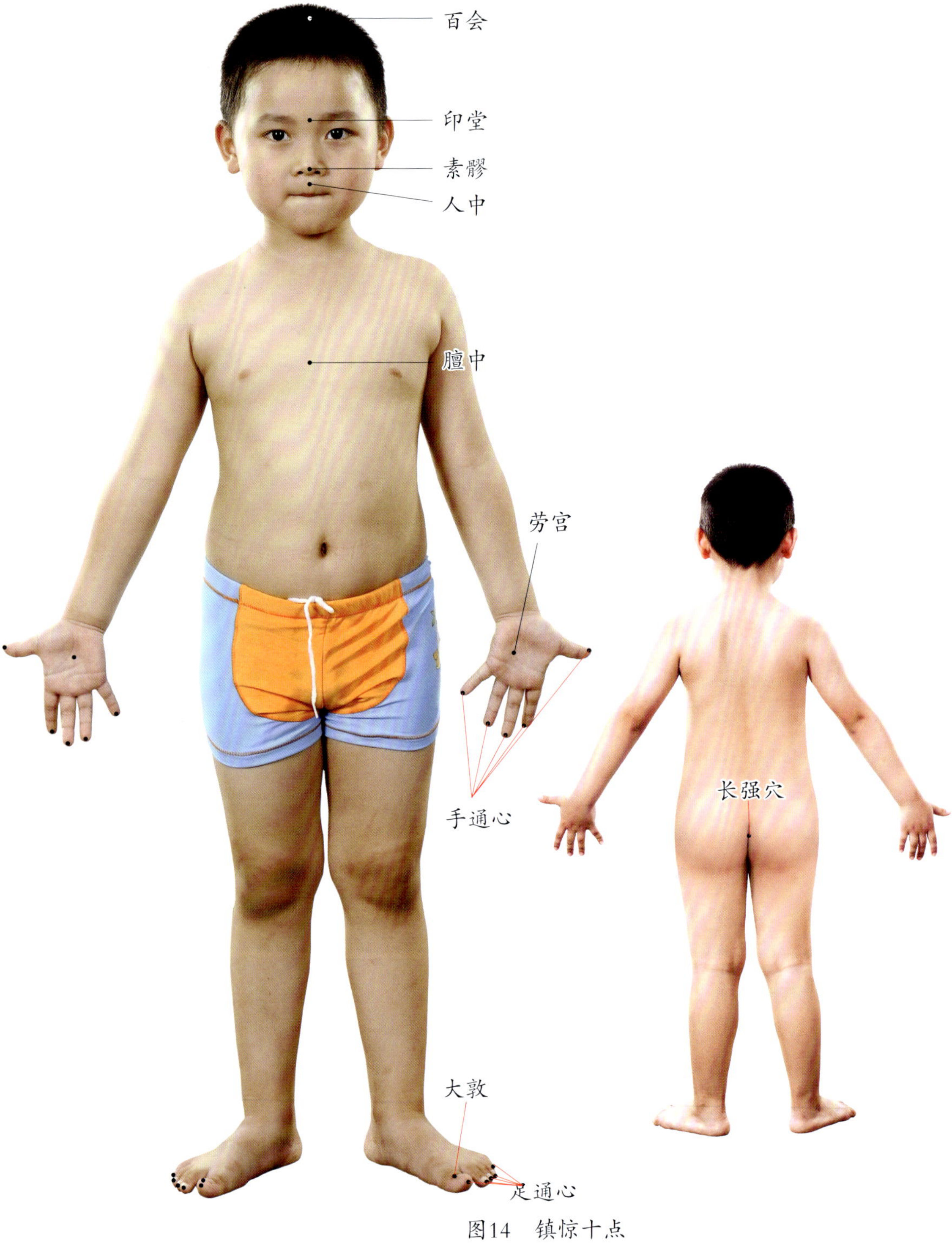

百会

印堂

素髎

人中

膻中

劳宫

手通心

长强穴

大敦

足通心

图14 镇惊十点

素髎： 鼻准头尖部。

印堂： 两眉中间 (即"眉心"穴)。

人中： 鼻唇沟上 1/3 处。

膻中： 两乳头之间正中点陷中 (即胸正中线，平第四肋间角)。

长强： 尾闾骨端。

通心： 详见手足部通心点。

劳宫： 掌心正中点。

涌泉： 足掌心中央凹陷中，约足底 (去趾) 前 1/3 处。

大敦： 足大趾爪甲根部后外侧角约 1 分处 (图 14)。

功能： 通过激发各经络的敏感点，能兴奋中枢神经，调节全身脏腑经气活动力，达到清心、安神、通窍和镇惊、解痉等作用，为小儿急证急救的主要刺激点。

主治： 惊风，昏迷，厥逆，癫痫等。

注意点： 镇惊十点的针刺手法，以下针稍重而带压刺速挑，仅刺浅表以不出血为度。针刺时宜先上后下，至症状缓解即可停针。十点可不必全刺，一般轻证或昏迷仅取"人中""膻中""通心"等点即可。

⦿ 五、 小儿常见疾病的飞针治疗

飞针疗法是中医治疗儿科疾病的一种辅助疗法。以下介绍一些小儿常见病证的飞针疗法，以供临床参考。

（一）外感证候

▌发热

病因病机

因感冒而引起的发热，热势较重，兼见头痛，鼻塞，喷嚏，流涕等症状。由于感冒有风寒与风热之分，故风寒感冒又兼恶寒、少汗或无汗，苔薄白，脉浮紧或浮缓，指纹鲜红等症；风热感冒则见不恶寒，有汗，口渴，舌质红，苔薄白或黄燥，脉浮数，指纹深红等症。

治则

疏风，散邪，清热。

飞针部位

（1）主线：头面部前额区刺激线。

（2）配线：风寒者配取臂区手三阳刺激线；风热者配取臂区手三阴刺激线。

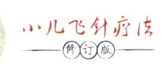
（3）加减线：①口疮、口糜、咽红肿痛加掌区掌中线，少商点出血。 ②手足厥逆加掌区手背线，跖趾区足背线。

效应

本法可用于服药前后发热稽留不退。它能增强机体抵抗力，驱邪外出。针后无汗能发，有汗能止，体温渐渐恢复正常。若针后给予喂服些热开水，则收效更快。

▎咳喘（小儿肺炎）

病因病机

因小儿急、慢性支气管炎转重或肺炎而出现的咳嗽喘逆，或由于哮喘而发生。它亦有风寒与风热之分。风寒闭肺咳喘，症见恶寒发热，少汗或无汗，喉中痰鸣，气逆喘促，苔白滑，脉浮滑，指纹鲜红；风热闭肺咳喘，症见发热不恶寒，有汗，咳逆喘促，痰鸣如锯，口渴，尿短赤，舌质深红，苔薄黄而燥或黄滑，脉浮滑而数，指纹深红，哮喘则素有暴发史，痰不易咳出，且有哮鸣音。

治则

宣肺，下气，定喘。风寒宜疏风散寒；风热宜兼清热。

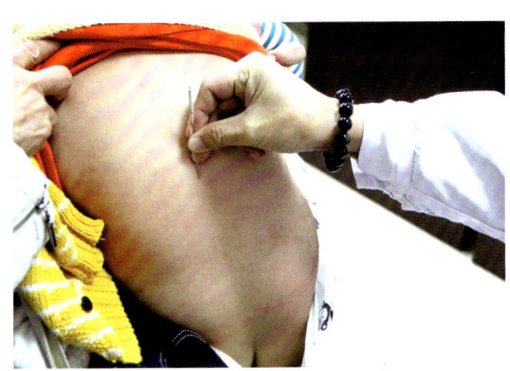

图15　背区刺激线操作图

飞针部位

（1）主线：胸区刺激线。

（2）配线：背区刺激线，胫区膝外线（图15）。

（3）加减线：①风寒加臂区手三阳线。②风热加臂区手三阴线。

效应

一般在施针后数分钟内痰鸣喘逆即见逐渐减轻或缓解。

备注

(1) 本法可与发热症状治疗配合。

(2) 哮喘而体质稍强，亦可通过针治而起缓解作用。

(3) 若系久病体弱或脱证而出现喘逆，则不宜施针。

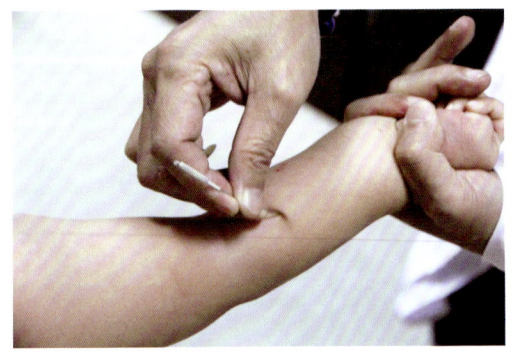

图16　手三阴线操作图

（二）内热证候

▍高热

病因病机

为外感风热入里，或风寒入里化热，或素体蕴热而兼外感，致里热炽盛，高热不退，面目红赤，汗多，口渴，烦躁不寐，多啼，惊悸，尿短赤，甚则神志昏迷，手足厥逆，舌红苔黄而燥，脉数，指纹紫或紫滞。

治则

清热泻火、开窍醒神。

飞针部位

（1）主线：额区刺激线，臂区手三阴线（图16）。

（2）配线：枕区刺激线，十二井穴刺出血。

（3）加减线：①呼吸急促加胸区膻中线；重则刺胸区刺激线。 ②手足厥逆加掌区手背线，跖趾区足背线，掌中线。 ③神志昏迷加人中区刺激线，掌区通心点（十宣）；重证再加跖趾区通心点（气端）。

效应

针后患儿热度逐渐趋向正常，汗少；昏迷者可立即苏醒。

备注

如针主线后，患儿即热减神清，则配线或加减线可以酌情施用甚至免用。

▍急惊风

病因病机

由于小儿为"纯阳"之体，其"肝常有余"，易因痰火、肝热、惊恐等引致高热，热极生风，肝风内动而突然发生"惊厥"。症见壮热不退，手足厥逆，搐搦痉挛，两目上窜、斜视或直视，甚则神志昏迷，角弓反张等，舌质红，脉弦数，指纹深红或紫滞。

治则

平肝清心，镇惊息风，开窍化痰。

飞针部位

（1）主线：镇惊十点。

（2）配线：轻证取枕区刺激线；重证取臂区手三阴线。

（3）加减线：可随证选取，多用于重证。 ①牙关紧闭加颊区刺激线。 ②窜视或斜视、直视加额区刺激线。 ③颈项强直加项区刺激线。 ④角弓反张加背区脊中线、胫区腘窝线。⑤手足痉挛加掌区手背线、跖趾区足背线。⑥高热加十二井穴刺出血。⑦惊悸加跖趾区跖中线。

效应

一般于施针中即见痉挛等症状缓解，施针后热势即逐渐减退。

备注

当发现惊风时即可施针。如针镇惊十点后惊风即止，除十二井穴选点出血泻热外，其余加减线可视病情需要酌用。

惊风有急惊风与慢惊风之别，飞针疗法用于急惊风最为适宜，而对慢惊风则不适宜，久病体弱患儿则应禁用。

（三）传染性疾病证候

▌痄腮（腮腺炎）

病因病机

痄腮是小儿易于感染的一种常见传染性疾病。本病的特征是腮颊一侧或两侧肿胀，酸痛或红肿，重则牙关开合不利，吞咽不便，发热或不发热，脉舌一般无变化。

治则

清热解毒，消肿开关。

飞针部位

（1）主线：颊区刺激线。

（2）配线：掌区掌中线，臂区阳明线，跖趾区大敦点。

效应

针后通常即见口部开合，吞咽顺利，腮肿渐消。

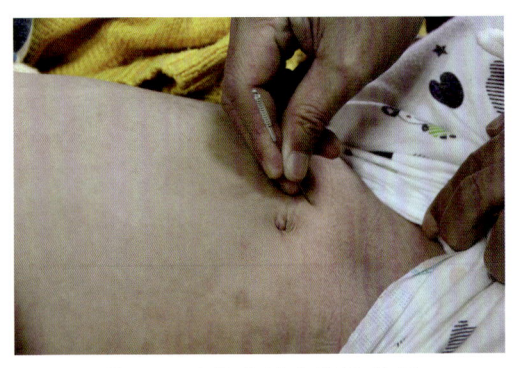

图17　下腹区刺激线操作图

备注

如系较大患儿，可直接用毫针取颊车、合谷2穴，轻刺捻转不留针，则效果更好。

▌痢疾

病因病机

痢疾为夏、秋季节常见的消化道传染性疾病。其病因多为时行疫毒壅于肠胃，致胃肠气血阻滞，气血与疫毒相搏而化为黏液脓血。症见发热，小腹拘急疼痛，大便量少次多，便中多为黏液或脓血，里急后重，纳呆，口干，尿短赤，舌质深红，苔多黄燥而厚，脉滑数，指纹深红或紫滞。

治则
清热解毒，理气导滞。

飞针部位
（1）主线：骶区刺激线。

（2）配线：下腹区刺激线，胫区胫前线，膝内线（图17）。

效应
针后小腹疼痛迅速减轻，大便逐渐通畅。

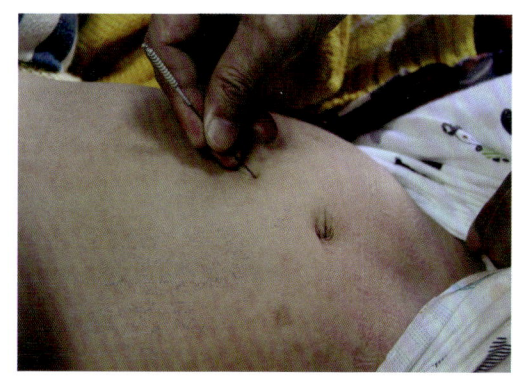

图18　上腹区刺激线操作图

（四）小儿杂病证候

▎积滞

病因病机
每因小儿脾胃运化功能较差，兼饮食不慎所致。症见食欲不振，脘腹胀满，胃脘疼痛，舌苔厚腻，脉滑，指纹多带青紫。

治则
消食导滞。

飞针部位
（1）主线：上腹区刺激线（图18）。

（2）配线：脊沿区背脊沿线，胫区胫前线。

效应
针后数分钟，即可闻及肠鸣，脘腹胀满渐消。

备注
如小儿病中出现腹痛、脘胀、腹水等，可仿此部位施针。上腹部疼痛可加配脐区脐周线；下腹部疼痛可配加下腹区刺激线，脐区脐周线。

▎腹痛

病因病机
腹痛是一种症状，其病因较为复杂，多为食积、感寒、虫扰引起。症见腹痛，

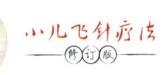

胀满，纳呆，多啼，甚则面青，舌苔薄或厚浊，脉弦滑或紧，指纹带青。

治则

行气，化滞，止痛。

飞针部位

（1）主线：上腹部痛，针上腹区刺激线；下腹部痛，针下腹区刺激线。

（2）配线：脐区脐周线，胫区胫前线。

效应

一般经飞针后，疼痛即可缓解。

▌ 呕吐、泄泻（小儿消化不良）

病因病机

呕吐和泄泻既是一种疾病，也是某些疾病的症状。呕吐或泄泻可单独出现，也可同时出现。小儿"脾常不足"，胃肠消化功能薄弱，常因饮食不慎、脘腹受凉，或外感兼湿而诱发。症见脘腹胀闷或疼痛，呕吐宿食，或泻下不消化物，苔多白滑，脉滑，指纹鲜红或淡青。

也有因脾胃蕴热，或积滞化热兼湿而出现暴注下泻，烦躁不安，口渴，舌质红，苔黄腻或黄燥，脉滑数，指纹深红或紫滞。

治则

健脾，消导，化湿。湿热泄泻则宜清热利湿。

飞针部位

（1）主线：脊沿区刺激线（单纯呕吐取背脊沿线；单纯泄泻取腰脊沿线）。

（2）配线：胫区胫前线。

（3）加减线：①呕吐加上腹区刺激线。②泄泻加下腹区刺激线。③湿热泄泻可加骶区刺激线。④胃火冲逆呕吐加跖趾区跖中线。

效应

针后多先见呕吐停止，1小时左右泄泻逐渐减轻。

备注

如兼见腹痛、发热，可配合退热、止痛等刺激线治疗。

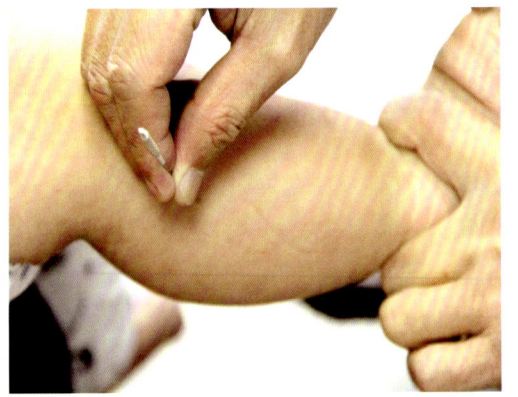

图19　膝外线操作图

▋ 癫痫

病因病机

小儿癫痫不同于惊风，惊风多以"风、痰、热、惊"为主因；而癫痫则多因外界刺激受惊后，痰气交结于心而生。发病多突然昏仆，不省人事，继则抽搐，喉中痰鸣，口吐涎沫，鼾声如畜，轻则数分钟即自行苏醒，重则半小时始醒，醒后一如常人。发作前后多无其他征兆和后遗病症，时发时止，有数月或1年左右发1次。其脉舌多正常。

治则

清肝，豁痰，开窍。

飞针部位

（1）主线：头顶区刺激线，镇惊十点（选取数点）。

（2）配线：胸区刺激线，通心点（主要是取手十宣穴），胫区膝外线（图19）。

效应

每于针后即苏醒。

备注

癫痫虽与惊风不同，但可参照惊风治法。

▋ 目赤肿

病因病机

多为暑热、风火或肝经风热上扰所致。症见眼睛红赤，胞睑肿痛，羞明，眵多，便秘，舌质红，脉数，指纹深红或紫。

治则

清热，泻火，平肝。

飞针部位

（1）主线：颞区刺激线，耳区耳周线。

（2）配线：额区刺激线，胸区胸侧1、2线。

效应

针后即见目痛减轻，红肿渐消。

备注

当针刺耳周线时，可仔细验看耳背，见有明显紫络可针刺微出血，则效应更捷。

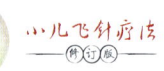

▌脱肛

病因病机

多因体质虚弱，或肠热下迫，引起直肠脱出肛门外不收，甚则肛口局部发炎肿痛，或每于排便后脱出难收。

治则

虚弱证宜补脾益气；实热证宜清泻肠热。

飞针部位

（1）主线：骶区刺激线。

（2）配线；跖趾区跖中线。

效应

针后半小时左右，脱出的肛门即逐渐回纳，轻者针后即收。

备注

脱肛一症，如系初次急性发作，一般针后即收。如属慢性，时收时脱，可每日或隔日针1次，连续针1、2星期，症状可逐渐缓解。虚性脱肛，可于飞针后再加灯火燋法，取"百会"穴。

▌尿闭

病因病机

小儿小便不通，多因膀胱湿热，或因心火下迫所致，轻则小便淋沥，重则小便癃闭，兼见小腹胀急疼痛，啼哭不安。

治则

行气，通关，清热。

飞针部位

（1）主线：下腹区刺激线。

（2）配线：掌区掌中线，胫区膝中、膝内线。

效应

针后小便即见通畅。

▌疝气

病因病机

为婴幼儿常见疾病。多因啼哭叫号过度，或肝经实热下迫，引致睾丸偏坠或肿痛，时时发作，日久则多致下坠不收。

治则

清肝，益气，升提。

飞针部位

（1）主线：跖趾区大敦点。

（2）配线：下腹区刺激线。

效应

多于针后睾丸即收。如不收提，或系慢性疝坠，可于大敦点加燋法。

备注

如属慢性疝坠，宜于升提之后，加用纱布制成小口罩样（中间稍厚）包扎局部，使能托升而不易下坠，持续1、2个月，以巩固疗效。

灯火燋大敦点时，可根据左右睾丸偏坠的不同，左侧坠燋左大敦点；右侧坠燋右大敦点；用小艾炷直接灸亦可。

▌疳积（小儿营养不良）

病因病机

疳积是小儿发育营养不良的一种慢性疾患。多因小儿脾胃功能虚弱，饮食不节，或感染寄生虫所致。症见面色不荣或晦黄，消瘦，腹大脚小，食欲不振，烦躁吵闹，手足心热或午后潮热，大便时稀时结，睡时露睛，舌质淡红或舌尖红，指纹淡紫。

治则

健脾，消积，驱虫。

飞针部位

（1）主线：四缝穴，脊沿区刺激线。

（2）配线：胫区胫前线，上腹区刺激线。

效应

本病针治效果显著，但是效应较慢，一般须连续针治1、2疗程，每疗程为5次，每次间隔2天。四缝穴可按其手法特点施针。在治疗过程中，可见食欲逐渐增进，症状逐渐改善以至消失而恢复健康。

备注

如兼有蛔虫等寄生虫，尚应配合驱虫药物治疗，则收效更捷。

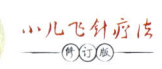

▌脐风

病因病机

脐风又名新生儿破伤风。多因分娩断脐时处理不当，感染秽毒邪气而引起严重全身性疾患。症见牙关紧闭而口撮，不能饮食，吮乳口松，精神烦躁，多啼，全身痉挛，角弓反张，口眼颜面肌肉紧缩牵引，呈苦笑面容。

治则

驱风，镇痉。

飞针部位

（1）主线；脐风十三燋点 (用燋法)。

（2）配线：脊区脊中线 (用飞针法)。

效应

初起轻证燋后多可即缓解，重证则收效较慢。

备注

随着婴幼儿保健工作的加强、新法接生的普遍推广，脐风发病率已大大降低，个别病例治疗及时，死亡率也已大大下降。

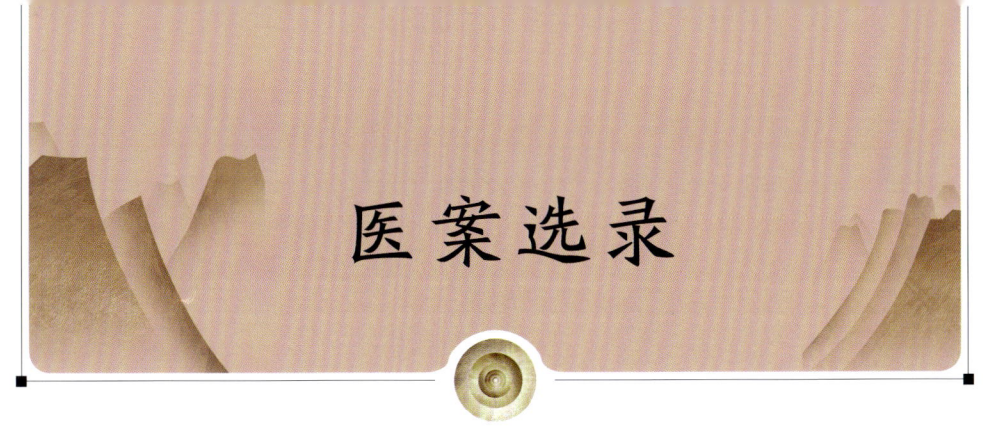

医案选录

高热三天不退

范某某，男，10个月，某年某月某日初诊。

患儿于8月18日傍晚突然发热，体温39.4℃（肛温），经某医治疗，给予注射庆大霉素4万单位，每日2次，并口服退热合剂，当夜热退，翌日复热，医者又予退热治疗不效。第三天体温升至40℃（肛温），而转中医门诊治疗。症见无汗气促，四肢厥冷，昏睡，烦躁，惊悸，大便2日未解，溲短赤，舌红苔薄微黄，脉数，指纹紫临气关。证属风热之邪内郁，热扰神明，宜解肌清热为主。先以飞针促使解肌、发汗、退热以缓急。

飞针部位：

前额区刺激线，膻中线，手三阳线，手厥阴线，浅刺手井穴少商、商阳、中冲、大敦等微出血。

针时即见小儿清醒啼哭，全身汗出，气促渐平，手足复温。在门诊停留观察10分钟左右，体温降至38.1℃（肛温），患儿活泼，欲要吮乳。嘱带回中药1剂。

处方：

粉葛根9克　香连翘9克　鲜竹叶9克

枯黄芩6克　山栀子9克　淡豆豉6克（后入）

苏薄荷3克　麦谷芽各24克　鲜瓜蒌24克

六一散24克（布包）

上药头煎分3次服完，每隔2小时服1次；二煎分2次续服。

二诊：药后，微汗常出，小儿活泼如常，肌热渐减，至夜半12时后复见汗出稍多，翌晨热退身凉，夜寐安静，小便清长，大便通畅。体温仅36.8℃（肛温），身见润湿有微汗。前方去粉葛根、鲜瓜蒌，加苏银花6克。一剂。

三诊：体温36.5℃（肛温），诸症消失，饮食、大小便正常，未予处方，仅嘱多服些温开水。

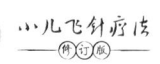

按

　　该患儿由于外感风热，不得汗泄，邪无去路，入里化热。故先以飞针发汗、泻热、醒神。针后即见肌疏汗出，邪随汗泄而热降，症减大半。再投粉葛根、苏薄荷解肌，香连翘、鲜竹叶、枯黄芩清热，山栀子、淡豆豉除烦，鲜瓜蒌、六一散通利二便，麦谷芽消导而收全效。

昏仆惊厥

林某某，女，5岁，某年某月某日初诊。

患孩素无他恙，今日下午4时许，与邻居小孩玩耍，突然昏仆在地，面色青白，全身抽搐，两目窜视，牙关紧闭，人事不省，其母急抱来诊。时患孩全身强直，手足厥逆，握拳痉搐，口噤，两目上窜，面色㿠白，脉细弦如丝。证属火

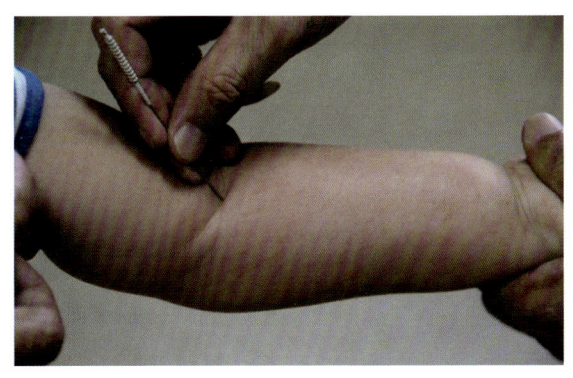

图20　手三阴线操作图

热内郁，窜逆厥阴肝经，引动肝风。急宜飞针救逆、醒神、镇痉。

飞针部位：

镇惊十点（通心仅取十宣），额区刺激线，手三阴线，足背区刺激线（图20）。

当施针至头面、胸部时，患儿即突然啼哭，两目转视正常，如睡初醒；针至手足部位后，手即撒开。当针至十宣穴时即大声啼哭，全身微汗出，搐停神清，面色转红，四肢复温。与盐开水徐徐喂服，约15分钟后即转安静。诊其脉弦数，舌红，唇赤。肝风虽息，而里热外现，故复选刺手井穴微出血以泻热，并拟中药1剂以善其后。

处方：

苏银花9克　双钩藤9克　杭白芍9克

山栀子9克　枯条芩6克　金蝉花1对

玉泉散24克（布包）　珠珀惊风散2瓶（分服）。

上药头煎、二煎各分2次服，每2小时服1次。

二诊：昨夜服药前后尚见两手微有颤动，药后1时许即能安睡，夜半小便1次清长，大便1次稀烂带泡沫。前方去惊风散，续服1剂而获痊愈。

按

患孩发病前未有他恙，然平素嗜食炸煿食物，致火热内蕴，热迫厥阴肝经，触及心火，引动肝风，肝苦急而性暴，故骤然眩晕昏仆惊厥，初起面带青色，后转红赤，为风木稍平而肝火仍炽，故针药均以平肝息风为治，加盐开水润下软坚，使大便通畅，热有去路。故一治而奏效，再诊而获愈。

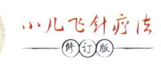

高热惊厥（小儿惊风）

林某某，男，一周岁半，某年某月某日初诊。

发热1日许，经某医治疗，药初服半剂而热势陡增，时有躁烦，惊搐不安，继则昏睡，大便2日未解，溲短赤，体温40.1℃（腋下），而来门诊就医。见患儿昏寐不醒，候诊中突然惊叫一声，全身强直，手足握拳挛急，面赤，两目窜视，脉弦数，指纹青紫临气关。此为风热内扰，引动肝木心火而发，治宜清热、平肝、息风、镇痉。拟先飞针以救急。

飞针部位：

人中线，前额区刺激线，脊中线，手三阴线，足背线，手井穴及大敦点浅刺微出血。

患儿经飞针后，啼哭，神清，痉停，微汗出，手足厥回。后给予温开水徐服，约15分钟后体温降至38.4℃（腋下），复处1方主治。

处方：

粉葛根9克　苏银花9克　香连翘9克

鲜竹叶9克　双钩藤9克　枯条芩6克

山栀子9克　苏薄荷3克　大青叶15克

风化硝6克（分冲）　玉泉散24克（布包）

紫雪丹1克（分冲）

头、二煎各分2次服，每2小时服1次。

二诊：针后惊风未见再发，药后稍能安静入睡，但上半夜微见烦躁手颤，身有微汗，至夜半汗出较多，身热渐退，小便2次稍清长，晨起排便1次，量多色深红，且带泡沫。患儿知饥觅食，体温37.2℃（腋下）。按前方去粉葛根、风化硝、紫雪丹，服用1剂。

三诊：体温仅36.3℃（腋下）。

处方：

苏银花6克　鲜竹叶9克　麦谷芽各15克

天水散24克（布包）

上药1剂。

药后恢复正常。

按

患孩体内素有蕴热，复感风热内迫，邪气嚣张，致热极生风，"风助火势、火借风威"，而肝风妄动。飞针有关刺激线可息风镇静以缓其急，刺井穴出血以泻其内热，再处以辛凉清心凉膈散加减，佐以双钩藤平肝镇痉，尤其风化硝能荡涤邪热，直折火势，故一治而获效。

肺炎喘嗽

尤某某，男，1岁9个月，某年某月某日初诊。

其母代诉：发热咳嗽已二三天，曾经某保健院治疗，给服四环素、止咳糖浆，并注射链霉素等，症稍瘥。至夜半突又高热，咳喘气粗，而转中医科门诊治疗。体温39.7℃（腋下），胸高鼻煽，痰鸣如拽锯，神迷，少汗，腹胀，面红唇紫，手足欠温，大便2日未下，小便短赤，舌红苔薄黄，脉滑数而近促，指纹青紫近命关。证属风热闭郁，宣降失司，痰热上逆作喘，宜清热、宣肺、定喘。先以飞针宣其肺气，定其喘逆。

飞针部位：

胸区刺激线，前额区刺激线，背侧1、2线，膝外线，少商、商阳出血，手厥阴刺激线。

针后即啼，咳吐黏痰二三团，唇色转红赤，喘平过半，痰鸣音减低，神清、汗出、热减，体温降至38.2℃（腋下），小便1次，较长色带赤。症已缓解，投中药1剂服用。

处方：

生麻黄4克　苦杏仁5克　生石膏18克（先煎）

鲜竹茹9克　绿枳壳5克　浮海石9克

风化硝6克（分冲）　粉甘草3克

上药煎2次，分4次服完，每2小时1次。

二诊：体温37.6℃（腋下），尚见痰声，咳频。取膻中线，背侧1线施以飞针，少商刺出血。中药仍遵前法化裁。

处方：

生麻黄2克　苦杏仁4克　新竹茹9克

绿枳壳4克　鲜瓜蒌15克　浮海石9克

玉泉散15克（布包）

服法同前。

三诊：诸症顿失，唯有轻咳，纳食稍差。再调前方，以善其后。

处方：

香前胡4克　苦杏仁4克　鲜竹茹9克

绿枳壳4克　麦谷芽各15克　莱菔子9克

六一散15克（布包）

服法同前。

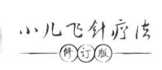

按 该患儿系风热内闭，肺失宣降，痰阻气道而致喘。故先以飞针开其胸膈，豁通痰涎，宣达肺俞，清解风热以缓急。复以麻杏石甘汤加减，宣肺平喘，化痰通腑，宣上泄下。针药并进，仅3剂而获愈，此非飞针之力，不能速效矣！

支气管哮喘

庄某，女，3岁余，某年某月某日初诊。

患儿发热，咳嗽，气喘，喉间哮鸣，呕吐2次，哭闹烦躁，精神不佳，纳呆。患儿求诊于家中，遂急予飞针。

飞针部位：

胸区膻中线、胸中刺激线、脊沿区刺激线。

后患儿出门口即感其哮鸣音减轻，汗出，精神转佳，并处予中药汤剂配合，则热退喘息咳止。

数月后二诊，患儿咳嗽，呕吐甚，纳呆，自服小柴胡颗粒，药入即吐，尿少，咳嗽气喘，精神差，疲乏无力，渴而欲饮，但饮水则吐。再次求诊于家中，遂急予飞针。

飞针部位：

胸区刺激线、上腹区刺激线、脊沿区刺激线。

即感哮鸣音减弱，但呕吐仍作，呼吸急促，后转急诊科进一步治疗。

按

该患儿肺炎喘嗽，乃痰热壅肺而作，故治疗急施以飞针以开胸豁痰、清热定喘，再处以中药汤剂以宣肺平喘、化痰清热，且疗效显著。后患儿再发此证，然飞针后见哮鸣音减轻，但仍有呕吐、呼吸喘促，家长焦心劳思而转西医诊治，实则心有余而力不足矣。

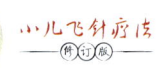

积滞

丘某某，男，2岁，某年某月某日初诊。

患儿因食锯缘青蟹（福州俗称"鲟"）后出现腹痛脘胀，欲呕不得，啼哭频频，而来门诊。观其状无发热，但见额冷微汗，脘腹胀满如鼓，疼痛拒按，苔稍厚、根带腻，脉滑，指纹稍青而带紫、近气关。证乃食滞中脘，治宜消食导滞、行气止痛。可先予飞针以导滞止痛。

飞针部位：

上、下腹区刺激线，背区脊沿线，膝中线。

针后约5分钟，腹痛大减，腹部闻及肠蠕动音，脘腹胀减。并投消食导滞方药为治。

处方：

泉神曲9克　北楂肉9克　鸡内金9克

盐陈皮4克　绿枳壳5克　金铃子9克

醋延胡索9克　麦谷芽各18克　紫苏梗4克

上药煎2次，分4次服，每隔2小时服1次。

二诊：其母诉曰昨日当在中药房取药时，患儿即腹痛欲便，见大便通畅，质稀烂，味腥臭，粪中带积物，便后胀消痛除。服药后，当夜大便复通1次，后即知饥觅食。诊其脉舌已趋正常，前方去金铃子散、鸡内金，嘱服1剂。

按

患儿发病前曾食鲟，考鲟乃补品，难以消化，且小儿为"脾常不足"的"稚阴稚阳"之体，易伤饮食而至停积不化，脾运失常，积滞中脘，故脘腹胀痛拒按。保和汤合金铃子散加减，能消积滞；凡食鱼、蟹中毒，每以紫苏解之，并勿犯甘草，故方中加紫苏梗以化气，并解其鲟积之忧，不用甘草。且服药前先以飞针缓急消胀、行滞止痛，故效若桴鼓。

腹痛

林某某，男，3岁，某年某月某日初诊。

其母代诉：患孩发热无汗已2天，脘腹时有胀痛，纳食不思，大便2天未解。曾服"小儿安"2包，热稍减。今晨腹痛频频，恶寒发热，手足欠温，食则呕吐。体温38.5℃（腋下），脘腹胀满，舌质正常，苔白滑、根稍厚，脉迟缓。证属风寒挟积滞，拟疏散风寒、消食导滞、止痛。先施以飞针。

飞针部位：

手三阳线，上腹区刺激线，膝外线，腰脊沿线，背中线。

针后全身汗彻热减，腹痛缓解，脘腹蠕动有声，约10分钟后，腹痛几乎消失，复投中药1帖。

处方：

软毛柴5克　赤芍药6克　绿枳壳4克

制香附6克　金铃子9克　泉神曲9克

广木香3克（后入）　盐陈皮3克　粉甘草3克

上药煎2次，分4次服完，每2小时服1次。

二诊：针后仅见脘腹轻微胀满，偶有余痛。服药后1小时许，即排便1次，腹痛顿失，胀满全消，身有微汗，热大减，能思食。苔转薄，脉滑。前方减软毛柴为3克，去制香附、金铃子，续服1剂获愈。

> **按** 患儿系外感风寒，复兼饮食不节，积滞中脘，致脾运失职，脘胀气滞作痛。故针后助以四逆散加消导行气之味，以疏散风寒，化气运脾，消导积滞，而获全效。

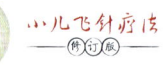

小儿痢疾

陈某某，男，2岁4个月，某年某月某日初诊。

患儿两天前曾发热泄泻，大便带泡沫，日六七次，纳食减少，经某医院注射庆大霉素，内服氯霉素，热退泻止。但今转为里急后重，大便日七八次，量少而有黏液且带泡沫，色红赤，午后潮热，小便短赤，食减。察其舌红苔薄根黄，诊其脉细数，指纹深紫近气关。证属邪热内郁下焦，宜清热、行气、导滞。拟以飞针助治。

飞针部位：

下腹区刺激线，腰区刺激线，骶区刺激线，膝中线。

二诊：针后，当天下午即见排便次数减少，黏液泡沫减轻，粪便量多，里急后重亦轻。仍以清热解毒，行气导滞为治。

处方：

苏银花9克　枯条苓6克　川黄连5克

北楂肉9克　广木香3克（后入）　花槟榔6克

绿枳壳5克　马齿苋15克　杭白芍6克

车前草9克

上药煎2次，分4次服完，每隔2小时服1次。

三诊：症愈过半，黏液消除，饮食增进，体温仅37℃（腋下），舌红转淡，指纹已转深红色，但肛门口稍红赤。复施飞针助治，仍取骶区刺激线，下腹区中、侧1线，并进服前方2剂而获痊愈。

按 该患儿系夏暑湿热之气蕴郁，临秋而发腹泻，虽经止泻，但湿热之邪未清，故继发痢疾。古人有"行气后重除"之说，故施针处方均采取清热、行气、导滞之法，以荡涤肠道湿热之郁积，而获速愈。

小儿暑泻

刘某某，女，2岁半，某年某月某日初诊。

昨夜半突然发热，烦躁口渴，泄泻如注，便稀带泡沫，肛门红赤，每隔二三小时即泄泻1次，泻后仍努挣，腹痛，小溲短赤，体温39.6℃（腋下），舌质红，苔薄黄而燥，脉滑数，指纹紫滞过气关。证属暑热内迫，拟清热、生津、解渴、止泻。先以飞针泻热、止泻以缓其急。

飞针部位：

下腹区刺激线，腰区刺激线，骶区刺激线，膝中线，商阳井穴浅刺微出血，手三阴线。

二诊：针后当日即感泻利转轻，小便清长，热减。仍以苦泄清热，生津止渴为治。

处方：

粉葛根9克　枯黄芩6克　川黄连5克

活芦根60克　原滑石24克　天花粉15克

鲜车前15克　山栀子9克　淡豆豉6克（后入）

上药一剂，头煎分3次，二煎分2次服，每1个半小时服1次。

活芦根100克　原滑石24克　鲜车前15克

煎汤代茶常服，以补充体液，使不致脱水。

二诊：经针药后，热退（体温37.8℃）泻减、渴止、小便清长、寐安。复选骶区刺激线，膝中线飞针治疗。中药照前方去天花粉，加麦谷芽各15克，连服2剂。代茶同前。第四天诸症获愈，嘱以清淡饮食善后。

> **按**
>
> 幼儿暑泻，正如《黄帝内经》病机十九条所说的"暴注下迫，皆属于热"。故针取手三阴线等以泻其热，再以中药"升阳生津以止渴，清热泻火而止泻"，并佐以代茶常服，故收全效。

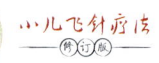

小儿疝痛

林某某，男，9个月，某年某月某日初诊。

生后4个月，出现右腹股沟上肿坠如乒乓球大，啼哭不止，需用手轻轻按摩，才渐渐还纳，不久复坠。每隔一二星期发作1次，每次持续一二天，昨晚因啼哭较剧，疝痛复发，虽经推按仍不回收，肿坠增大，晨起更剧。经外科诊断为"嵌顿疝"，虑其坏死，建议手术整复。其母因惧儿年

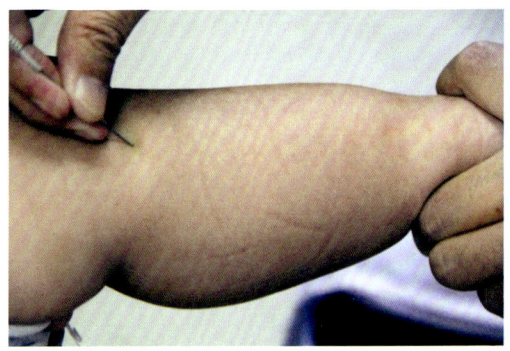

图21 膝内线操作图

幼，不忍被术，故转中医科就诊。察患儿啼哭频频，稍有不舒，即突然惊哭；并无其他征象可见。证属气虚关门松弛，治宜理气、止痛、升提。拟先以飞针缓急一试。

飞针部位：

下腹区正中线及右侧两线，膝内线，大敦井穴加艾炷直接灸（当时因无艾绒，用草纸揉搓代艾炷）3壮（图21）。

当针完下腹区刺激线后，即见疝肿处稍软，至灸大敦井穴时，听到疝坠处如肠鸣音作响，至回视患处，则疝坠已全消矣。复投中药1剂以善其后，并嘱其父母制一压包如口罩大小，紧托患部，每日稍松换1次，局部撒以滑石粉。

处方：

潞党参9克　生黄芪9克　绿升麻1克
枯条芩4克　金铃子6克　荔枝核9克
山楂核6克　粉甘草2克

上药3剂，煎2次，分4次服完，每隔2小时服1次。隔日1服。

后随访，知患孩针药后，并配合应用取压托法约3个月，至今未见再发疝坠。

按 张景岳说"治疝必先治气"。该患儿飞针所取下腹区同侧刺激线目的是先松其腹肌，即所谓理气、化气之意；膝内线与大敦井穴，为足厥阴肝经所主，盖肝脉是循少腹络阴器，故收效甚捷；更兼中药之升提，压包之升托，使疗效得以巩固。

脱肛

　　王某某，女，1岁5个月，某年某月某日初诊。

　　其母代诉：下红赤带泡沫稀便已3个多月，夜寐烦躁，近1个月来，每于便后仍努挣不止而至脱肛，需用手推回。症见舌质偏红，苔薄，脉细数，指纹近紫色。证属胃肠蕴热下迫，宜清泻肠热为主。以飞针与中药相辅为治。

　　飞针部位：

　　腰区刺激线，骶区刺激线，跖中线。隔天1次。

　　处方：

　　金银花9克　　枯条芩6克　　川黄连3克

　　山栀子9克　　杭白芍6克　　紫花地丁9克

　　马齿苋15克　　车前草9克　　麦谷芽各15克

　　上药煎2次，头煎分3次，二煎分2次，每隔2小时服1次。连服7剂。

　　据诉第一次飞针后，脱肛即减轻，第二天消失，大便色亦转正常。经针药治疗1星期后诸症痊愈，未再复发。

按

　　患儿素食辛燥之物，日久肠胃蕴热，便时热迫直肠，而致下坠。针药以清泻肠热为治，虽未予升提之治，但热清则肠无下迫之力，脱肛自然而愈。

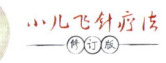

麻疹陷里引发肺炎

陈某某，女，1岁4个月，某年某月某日诊。

其母代诉：患儿麻疹发热已3天，16日上午曾经中医诊治，予服中药。药后，疹已布于上半身。昨晚麻疹突然陷没。症见高热，神志迷糊，呼吸气促，鼻煽胸高，舌苔薄白，脉浮缓，指纹淡紫浮现。证属麻疹初期，外感风寒，腠理紧束，疹毒难于外泄而陷里。拟疏邪透疹，宣肺平喘。先以飞针平喘透发。

飞针部位：

枕区刺激线，背区刺激线，胸区刺激线，手三阳刺激线。

初针枕区时患儿即啼哭神清；针至背、胸区刺激线后，全身汗彻；针手三阳刺激线后，患儿喘平，面色转红赤，细察疹点，已透过腰、股部，脉转洪数。

中药可投疏风、宣肺之味，以透发平喘。

处方：

生麻黄5克　苦杏仁6克　生石膏18克（先煎）　秋蝉衣2克　粉甘草2克

上药1剂，煎2次，分4次服完，每隔2小时服1次。

二诊：热减，喘平，疹已透足。投予轻剂化毒清表汤合沙参麦冬汤加减，仅1剂，麻疹即届收没阶段。嘱以苋菜、芦根、白茅根、车前草煎汤代茶常服，以清解余毒。10余天后复诊，患儿已恢复正常。

按 本例为麻疹顺证，偶因不慎，复感风寒之邪，闭郁腠理，致麻疹陷没不出，肺气郁而不宣致喘。经飞针后汗彻周身，腠理疏通，邪退疹现喘平，脉复阳势。再投麻杏石甘汤加蝉衣1剂，以助透发、平喘而竟全功。

癃闭

尤某某，男，2岁，某年某月某日初诊。

发热2天，经西药治疗，热度已退。昨夜半患孩突然小便淋沥，继则点滴不通。今就诊于西医小儿科，医生认为须插管导尿，其母虑儿年幼不忍插管，而转中医科治疗。视其小腹部膀胱区膨隆，其他未见异常，证属膀胱气闭，拟化气、通关、行水。先以飞针行气通腑。

飞针部位：

下腹区刺激线，膝中线，膝内线。

针毕膝中、内线（双侧），患儿即喊欲便，但仍淋沥不畅。当针完下腹中线、下腹右侧线时，患儿溲下如注。复投中药1剂。

处方：

川木通6克　生地黄6克　车前草9克
瞿麦穗6克　川萹蓄6克　广木香2克（后入）
川草薢9克　川石韦9克　粉草梢3克

上药煎2次，分4次服完，每隔2小时1次。

药后诸症消失。

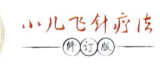

癫痫

病例1

患儿，男，8岁，某年春某月某日诊。

患孩突然昏倒，不省人事，四肢抽搐，面色带青，口吐涎沫，声嘶如畜。其母诉曰：素有此疾，每隔二三月发作1次，每次约须半小时方渐渐苏醒。此为癫痫发作，乃肝风挟痰随气上逆，清窍被蒙所致。急选取"镇惊十点"飞针刺激，以豁痰宣窍、息风定痫。当针罢胸区刺激点时，患儿即苏醒过来，休息约5分钟后恢复正常。

临床凡遇此类案例，倘一时求医不便，可急用缝被针，取镇惊十点选刺，同样可收捷效。

病例2

郑某，男，1个月20天，某年某月某日初诊。

家长诉：患儿满月时接种疫苗后出现强直性抽搐，就诊福州某三甲西医院，诊断为"小儿癫痫综合征"，经西药抗癫痫等治疗后出院。但患儿仍每日发作抽搐数次，频率越加频繁，且患儿服西药后出现嗜睡和烦躁症状，家长四处求医，经人介绍来诊，察见患儿精神欠佳，当下无抽搐等不适，遂拟为患儿施行飞针治疗并配合中药调理肝脾。

飞针部位：

取主线：头顶区刺激线、镇惊十点（选取数点）；配线：胸区刺激线、通心点（主要取手十宣穴）、胫区膝外线。

每日针1次。经过飞针治疗了3次后，患儿精神好转，每日抽搐发作的次数亦较前减少；连续飞针治疗1周后，加予口服中药配合治疗，同时停服抗癫痫西药。经治疗不到2周时间，患儿抽搐发作的次数由1天几次减少到两三天1次，而且发作持续时间从原来的1次几十秒缩短到1次几秒。

经过2月余的飞针及中药联合治疗后，2015年1月患儿的抽搐发作次数减少到1个星期发作1次；2015年2月份发作3次，3月12日发作1次，3月31日最后一次发作抽搐，持续时间极短。而后仍坚持间断行飞针及口服中药治疗半年余。随访至今（2016年11月15日）1年半有余，患儿无再发作抽搐，且目前患儿的各项发育指标检测都正常。

按 小儿脏腑娇嫩，形气未充，肝常有余，脾常不足。小儿癫痫发作常有先天不足，正气亏虚，孕期受累，暴受惊恐，惊风成痫；或痰阻窍道，饮食失宜，积热成痫；或瘀血内停，虫积为患，伏邪致痫。治疗上可以扶正息风、通窍调神、镇惊定痫为法。予中药调其肝脾、扶正息风，配合飞针以通窍调神、镇惊抗癫痫。

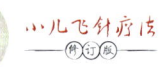

病毒性脑膜脑炎

胡某，女，7岁整，某年某月某日初诊。

患儿以"发热、意识不清90天"为主诉就诊。患儿于2008年6月18日受凉后出现发热，体温最高达39.6℃，伴寒战、前额头痛、持续性疼痛、疲乏喜睡，无咳嗽、气喘，无鼻塞、流涕，无呕吐、腹泻等，就诊于当地诊所，医者以针刺放血及服药等治疗（具体不详），头痛好转。6月19日仍发热，并出现抽搐1次，发作时不省人事、双目上翻、四肢抽动、口吐白沫，持续约30分钟后抽搐停止，但意识处于嗜睡状态，当地医院予以止痉、抗感染、降颅压等治疗1天后转至省级西医院诊治，予以脑脊液检查、磁共振成像（magnetic resonance imaging，MRI）等检查后诊断为"病毒性脑膜脑炎"，予以抗感染、降颅压、改善脑细胞代谢及退热支持等治疗，住院期间患儿未再抽搐，体温于住院6天后下降至37.5℃，但一共住院34天，患儿意识仍不清，处于去大脑强直状态。后由该院转诊我院，先住儿科，予醒脑静、安宫牛黄丸及涤痰汤加减以开窍醒神，后中药改以滋阴潜阳兼以祛风通络，另配合针刺及康复功能锻炼等治疗57天后，患儿体温仍在37.0~38.5℃波动，神志仍不清，进食量以鼻饲每日约1500ml，大便正常，夜寐偶有烦吵。

应家属要求，于2008年9月17日转入我科继续治疗。入科查体：体温37.5℃，脉搏108次/分，呼吸26次/分，体重18kg，神志不清，去大脑强直状态，舌质红苔白腻，脉滑，双瞳孔对光反射迟钝，颈抵抗明显，双肺呼吸音稍粗，未闻及干湿性啰音，心腹查体未见明显异常，双上肢肌力3级，双下肢肌力2级，肌张力高，跟腱膝腱反射稍亢进，左克尼格氏征阳性，余病理征未发现。中医诊断：慢惊风（肝风挟痰，上蒙清窍），

处方：

熟地黄20克　白芍20克　龟甲15克　石决明15克
鳖甲15克　黄连4克　炮附子6克　磁石15克
茯苓10克　天竺黄10克　白薇10克　蜈蚣2条
地骨皮10克　石菖蒲10克　甘草3克
上药3剂，浓煎至100ml，分2次鼻饲。
并予配合小儿飞针治疗。
飞针部位：
先以头部穴区为主，选顶中线、顶旁1线、顶旁2线、额中线、额旁1线、额旁2线。

次日白天患儿神志呈时清时昧，时有发呆，呼之不应，但可自行清醒，白天体温波动于 37℃ ~38.2℃，无抽搐，进食困难，易呕吐，寐尚可，二便自调。中药守前方再进，继予配合飞针针刺治疗，仍以头部穴区为主，以清热、醒神、开窍。

次日夜晚 22 点患儿体温正常，后无再反复，症状较前略有好转，时有发呆，呼之不应，可自行缓解，无抽搐。

第三日，患儿已能站立，并短途行走，进食仍困难，易呕吐，寐尚可，二便自调。中药内服改以养阴清热、开窍镇惊。飞针治疗加予针刺胸腹区、四肢部刺激线，以增强调节胃肠活动能力，促进四肢肌力、肌张力及运动功能恢复。

一周后，患儿体温正常，再无抽搐，精神尚佳，行走略呈摇摆步态，可发单字。治疗上中药内服以豁痰开窍、滋阴潜阳为主。飞针刺激头部前额区、顶区、颞区、胸腹部、背腰部、四肢部等穴区，以刺激大脑神经中枢，恢复语言、运动功能，调节全身，刺激大脑功能恢复；调理脾胃运化功能，增强抵抗力；刺激四肢肌腱的调节作用，改善四肢肌力，纠正行走步态，促进神经运动系统的功能恢复。

断续予中药及飞针治疗 1 年余后，患儿恢复良好，言语能自主表达，行走步态、运动能力已与同龄儿童无异，体重、身高正常生长；在家长指导下，逐渐恢复学习能力。

随访至今，该患者目前就读初中学习，各方面能力虽较同龄人稍迟，但与同年级同学相仿，父母为之甚欣。

> **按** 该患儿慢惊风系温热病后，迁延未愈，脾胃受损，肝木失于滋养，肝血不足，筋失濡养，致水不涵木，土虚木旺化风，同时过用峻利之品，损伤肝肾阴血，正虚邪恋，虚风挟痰上蒙清窍。故治疗上以健脾平肝、育阴潜阳，清热化痰为主。而飞针治疗先辅助患儿退热、醒神、开窍，后增加穴区以增强调节脾胃功能，增进其运化之功，提高自身抗病恢复能力，再加予刺激四肢部等穴区以促进其肢体运动功能恢复。针药相合，各显其功，共获良效。

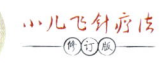

脑性瘫痪

叶某，男，6个月，某年某月某日初诊。

家长诉：患儿出生前曾行宫内胎儿颅脑磁共振成像检测示双颞部底部脑外间隙增宽，最宽处达1.2cm；患儿足月顺产出生，但出生后无啼哭，无自主动作，周身无力，双上肢肌力差，拥抱反射不完全，就诊省妇幼保健院，多次行新生儿体检均不合格，但经相关基因检测、遗传代谢检测等均未发现异常，该院予诊断"脑性瘫痪"。出生后3个月始于省妇幼保健院行康复训练，治疗期间患儿出现反复发热、痰多、气喘、腹泻，医者诊断为"重症肺炎"，医院多次下达病危通知书，经西医抢救后症状稍改善，但仍反复。患儿于6个月时转诊我科，初诊当时仍反复低热、痰多、肢体功能差，遂予飞针并配合中药治疗，同时配合我院康复科行康复训练。经过中药化痰醒神开窍等治疗后，患儿痰减、热退。后渐渐转以飞针治疗为主，并继续配合康复训练。经过1年余（目前2岁2个月）诊治，患儿已可独立行走、蹲起、玩耍，无异常姿势，并可与家人进行简单的交流，可用肢体表情表达喜怒哀乐，目前已能简单发音，可喊"爸爸、妈妈、哥哥"等简单词汇。现患儿仍在坚持飞针及康复治疗。

飞针部位：

前额区刺激线（中线、侧1线）、头顶区刺激线（中线、侧1线）、枕区及项区刺激线（中线、侧1线）、胸腹部刺激线（中线、侧1线）、背区刺激线（中线、侧1线）、臂区刺激线（手三阳线、手三阴线）、掌区刺激线（掌中线）、胫区刺激线（胫前线、膝外线、膝内线、腘窝线）、涌泉线（图22、图23）。

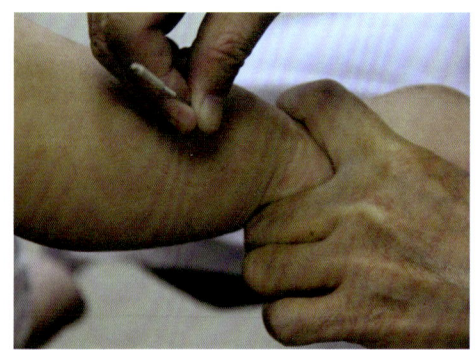

图22　膝外线操作图

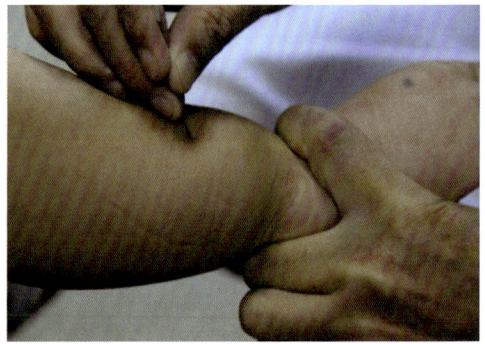

图23　胫前线操作图

按 脑性瘫痪是婴儿出生前到出生后1个月内发育时期由非进行性脑损伤所致的综合征。其主要表现为中枢性运动障碍和姿势异常，可伴有癫痫、智力低下、语言和视听觉障碍等，导致患儿长期或者终身残疾。且每年新生儿脑性瘫痪的发病数量仍呈递增趋势，这对提高我国人口素质产生极大影响，是当今儿童致残的主要原因之一。然而针对该病的治疗，目前仍无特效药物，且目前常用的治疗药物均未达到理想效果。早发现、早治疗，及时、长期、正规的物理治疗、康复训练是目前临床治疗小儿脑性瘫痪的公认疗法，在患儿异常运动行为占优势并成为习惯之前给予治疗尤宜。本患儿脑性瘫痪的发生可追溯其出生之前即发现颅脑发育异常之时，该病属祖国医学先天不足范畴。因而本患儿在出生后出现反复发热、痰多、气喘、腹泻等症，均乃先天不足，脏腑成而未全，功能失调所致。治疗上，予调补先天以促进脏腑功能发育为则，并配合后天飞针刺激、康复训练等治疗以恢复其各项功能，取得良好疗效。

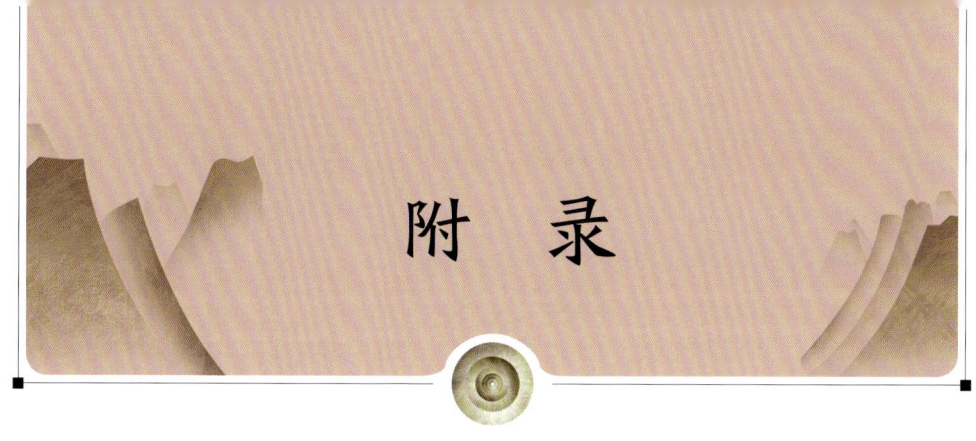

附 录

飞针刺激部位简表

（一）头面部刺激线

		部位	功能	主治
前额区刺激线	额中线	又称"眉心线"。自前发际正中（即"神庭"穴）至"眉心"（即"印堂"穴）的连线	前额区为人身诸阳经所过之处，刺激头面部经络，能振奋全身卫阳之气，达到驱散风邪、清热、醒神、开窍等作用	小儿外感风热或风寒，风邪蒙蔽清窍，双目紧闭不欲张开，呈昏迷状态；或因高热头晕、头痛、鼻衄等
	额侧1线	又称"目中线"或"阳白线"。即与额中线距离约1.5寸的平行线。（即"曲差"穴至瞳孔正中上方的连线）。左、右各1条		
	额侧2线	又称为"眉尾线"。即与额侧1线距离约1.5寸平行线（即"本神"穴至"丝竹空"穴的连线）。左、右各1条		
	※ 患儿反应：一般施针后，患儿即清醒啼哭，双目张开			
颞区刺激线	颞1线	又称"耳前线"。即从耳外轮前上方近发际处（即"和髎"穴）至前发际平的连线。左、右各1条	颞区为少阳经脉所过之处，颞区刺激线的功能是疏散风热或风寒之邪	头目眩晕，眼球红赤肿痛，眼泪汪汪，两目斜视、窜视或直视等

部位			功能	主治
颞区刺激线	颞2线	又称"太阳线"。即颞1线与目外眦之间(即"太阳"穴)向上至发际近"头维"穴处的连线。左、右各1条	同上	同上
枕区刺激线	枕中线	又称"风府线"。即自枕后正上方之"后顶"穴处直下至后发际正中的连线	枕区为足太阳经脉和督脉所过之处,该区刺激线具有驱散和缓解太阳风邪的作用	颈项强直性痉挛,高热神昏,两目窜视、直视、斜视等
	枕侧1线	又称"天柱线"。即距枕中线约1寸处的平行线(即沿颈筋平行向下至后发际的连线)。左、右各1条		
	枕侧2线	又称为"风池线"。即与枕侧1线距离约1寸的平行线,下沿至后发际。左、右各1条		
头顶区刺激线	顶中线	又称"百会线"。即"百会"穴至前发际正中、百会穴至枕骨中心的连线,前接额中线,后接枕中线	头为诸阳经之会,头顶区刺激线能直接疏散头部风热之邪	高热神昏,两目窜视、直视或斜视,痉挛等
	顶侧1线	又称"通天线"。即由顶中线两侧各旁开约1.5寸的平行线,前接额侧1线,后接枕侧1线。左、右各1条		
	顶侧2线	又称"承灵线"。即与顶侧1线距离约1.5寸的平行线,前接额侧2线,后接枕侧2线。左、右各1条		
※ 注意点:如小儿囟门未闭,则囟门周围不宜施针				

续表

部位			功能	主治
耳区刺激线		耳区刺激线，即耳周线。是沿耳轮背周围的环状线，有5～7个刺激点。左、右各1线	—	眼睛红肿，眵泪交流，翳膜等
颊区刺激线		颊区线，又称"颊车线""曲颊线"。系从耳屏正中前近"听宫"穴处，向下引至曲颊部的连线。左、右各1条	颊区为足阳明经脉所主，刺激颊区线，能缓解颊部咀嚼肌痉挛或麻痹	牙关紧闭，牙床松动，吮乳困难
人中区刺激线		人中区刺激线即"人中线"。是沿鼻唇沟至上唇红白肉际处的刺激线	人中区为任脉起始点，属急救刺激点之一	神志昏迷，惊风，口眼歪斜等
项区刺激线	项中线	又称"颈椎线"。系后发际正中向下至第七颈椎的连线	项区为足太阳经脉所过之处，该区刺激线能缓解颈、项肌痉挛，常与枕区线配合应用	颈项强直
	项侧线	又称"项肌线"。即与项中线距离约5分的平行线，靠项肌与项中线等长。左、右各1条		

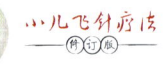

（二）胸腹部刺激线

部位			功能	主治
胸区刺激线	胸中线	又称"膻中线"。自结喉胸骨颈切迹沿胸骨正中至剑突尖部的连线	胸区为心、肺所在的部位，针刺胸区线能舒展胸中郁气，调节心、肺活动功能，排除胸膈痰涎，缓解呼吸困难。其中膻中线又是治疗小儿神志昏迷的主要刺激线之一	气喘，肺炎，咳嗽，昏迷等
	胸侧2线	又称"乳中线"。是与胸中线平行的、从乳头正中上至锁骨下沿、下至肋骨沿的连线。左、右各1条		
	胸侧1线	又称"俞府线"。即胸中线与胸侧2线之间的平行线。左、右各1条		
上腹区刺激线	上腹中线	又称"中脘线"。系自剑突向下沿腹白线至脐上的连线	上腹区为足阳明、足太阴经脉所过之处，针刺上腹区线可通过刺激腹肌起反射作用，以增强脾胃活力，调节脾胃运化功能	中脘痞满，上腹部胀痛，食欲不振，消化不良，呕吐，腹水等
	上腹侧1线	又称"梁门线"。即与腹中线距离约2寸的平行线，上接胸侧1线，下至"天枢"穴。左、右各1条		
	上腹侧2线	又称为"日月线"。即与上腹中线距离约4寸的平行线，上接胸侧2线，下至"大横"穴。左、右各1条		

续表

部位		功能	主治
脐区刺激线	以脐为圆心，距脐半径约为5分处的圆周线，可约匀分为6个刺激点	促进胃肠运化功能	腹痛，蛔虫痛，脘腹胀满，脐风等
	※注意点：治疗脐风一般采用"灯火燋法"，而不用针刺（详见附录中的"脐风十三燋点"部分）		
下腹区刺激线	下腹中线：又称"气海线"。即自脐下方至耻骨沿的连线	下腹区为足阳明、足太阴、足少阴等经脉所布之处，通过腹肌反射作用，直接调节大、小肠蠕动和膀胱气化功能等	痢疾，腹泻，便秘，小便淋沥或癃闭，少腹胀痛，疝痛等
	下腹侧1线：又称"天枢线"。即与下腹中线距离约2寸的平行线，上接"天枢"穴，下至腹股沟沿。左、右各1条		
	下腹侧2线：又称为"腹结线"。即与下腹中线距离约4寸的平行线，上接"大横"穴，下至腹股沟沿的"府舍"穴。左、右各1条		

（三）背腰部刺激线

部位		功能	主治
背区刺激线	背中线：又称"大椎线"。即自第七颈椎下沿至第一腰椎上的连线	背区刺激线均为督脉与足太阳膀胱经脉的五脏腧穴所分布之处，具有促进五脏功能活动的作用	小儿烦躁多啼，咳嗽，气喘，项背强直等
	背侧1线：又称"脏俞线"。即与背中线距离约1.5寸的平行线，与背中线等长。左、右各1条		
	背侧2线：又称为"肩胛线"。即与背中线距离约3寸的平行线，与背中线等长。左、右各1条		

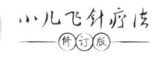

部位			功能	主治
腰区刺激线	腰中线	又称"命门线"。即自第一腰椎正中向下至尾闾骨端的连线	腰区刺激线属督脉和足太阳膀胱经脉的六腑腧之穴所布处，具有促进六腑功能活动，尤其促进胃肠蠕动的作用。	泄泻，便秘，腰背强直，下肢软弱无力等。
	腰侧1线	又称"腑俞线"。即与腰中线距离约1.5寸的平行线，上接背侧1线，下至臀大肌起始部。左、右各1条		
	腰侧2线	又称"秩边线"。即与腰中线距离约3寸的平行线，上接背侧2线，下至臀大肌上。左、右各1条		
脊沿区刺激线	背脊沿线	紧靠脊椎沿，上自颈椎两侧，下至第一腰椎两侧的连线。左、右各1条	以上脊沿区自颈椎两侧，循脊椎沿下至尾闾骨沿两侧的刺激线，又称"疳积线"。左、右各1条，共有2条	刺激脊椎沿线能直接兴奋中枢神经，增强全身活力，促进脏腑气血运行，调节小儿脾胃运化功能
	腰脊沿线	自第一腰椎沿下至尾闾骨两侧沿的连线。左、右各1条		
骶区刺激线（八髎线）	即腰中线与腰侧1线之中的平行线，上与髂嵴平，下至骶端。左、右各1条		骶区刺激线为足太阳经脉所过之处，又近大肠处，通过针刺反射作用，能直接调整大肠活动能力。它常与腰脊沿线或下腹区线配合应用	腹泻，便秘，痢疾，脱肛等

脊沿区刺激线主治栏目: 小儿疳积，消化不良，呕吐（背脊沿线），泄泻（腰脊沿线），角弓反张等

（四）上肢部刺激线

部位			功能	主治
手三阳线	少阳线	又称"外关线"。即自肘尖沿手臂背阳面至腕横纹正中"阳池"穴的连线。左、右手各1条	通过刺激手三阳经脉引起的反射作用，达到增强表卫功能，疏理腠理，驱逐外邪的目的	头痛，发热恶寒，惊风等
	阳明线	又称"曲池线"。即自屈肘横纹尽头"曲池"穴，沿桡骨侧至腕侧横纹陷处"阳溪"穴的连线。左、右手各1条		
	太阳线	又称"小海线"。即自肘尖外大骨陷处"小海"穴，沿尺侧至腕侧横纹陷处"阳谷"穴的连线。左、右手各1条		
手三阴线	厥阴线	又称"内关线"。即自肘内横纹正中"曲泽"穴，沿手臂内阴面向下至腕横纹"大陵"穴的连线。左、右手各1条。	通过手三阴经脉的反射作用，能促进内脏心、肺功能，达到清热、泻火、安神的目的	高热汗出，烦躁不寐，神志不清，惊风等
	少阴线	又称"少海线"。即自肘内侧横纹尽头"少海"穴，向下至腕内侧横纹尽头"神门"穴的连线。左、右手各1条。		
	太阴线	又称"尺泽线"。即自肘外侧横纹尽头的"尺泽"穴，至腕外侧横纹"大渊"穴的连线。左、右半各1条		
	手背线	又称"八邪线"。从手背腕横纹分别沿手背指筋间隙至各手指根部之间的连线。每手4条刺激线，双手共有8条	八邪线为手阳经所布之处，能疏风散邪，清热舒络	发热，急惊风，高热手厥，脐风，手背麻木等

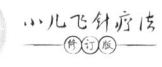

	部位		功能	主治
掌区刺激线	掌 中 线（又称"劳宫线"）	自掌后横纹"大陵"穴，通过掌心"劳宫"穴至中指根部的连线。左、右两掌各1条刺激线，双掌共有2条	为手厥阴心包经脉所过，功能清心泻火	高热，神昏，心火炽盛，口疮口糜，舌謇，吐舌，咽肿等
	十 宣 穴（又称"手通心点"）	位于10指头尖端近指甲处。每手5点，左、右手共10点	为指神经末梢部，功能宣达脏腑，通心开窍，兼能清热泻火	高 热，昏 迷，急惊风，厥逆等
		※注意点：飞针针刺十宣点的手法，是采用稍重的刺激量（浅刺，以不出血为度），达到苏醒神志的目的		
	十二井穴（简 称 为"井穴"）	与针灸井穴同，以各指经脉的井穴（少商、商阳、中冲、关冲、少冲、少泽）为刺激点。每手6点，左、右两手共12点	为手三阴、手三阳经脉所主，功能清泻脏腑实热，通心开窍	高 热 不退，昏迷，厥逆，惊搐等
		※注意点：刺井手法宜浅刺稍挤出血。但一般每手1次以选取2、3个井穴为宜		
	四缝穴	在两手的食指、中指、无名指、小指4个指内面的第一指节与第二指节横纹缝中。每手4穴，左、右手共8个刺激点	增强内脏活动力，增强小儿脾胃运化和吸收能力	小儿疳积

续表

	部位	功能	主治
掌区刺激线	四缝穴	※手法：将针尖对准横纹中的脉络挑刺，挤出黄白色透明液体（以挤净为度）。每个指节均只挑刺1次，同时要根据小儿的体质和耐针情况而定。一般1天挑刺1手，或二三指节即可，每间隔二三天挑刺1次，全疗程可分2～4天挑刺完 一般小儿经挑刺后3、5天即见食欲增进，消化力加强，1个月左右就有逐渐恢复健康的趋势。严重的疳积患儿，可于1个月左右再行挑刺1次，则效果更好		

（五）下肢部刺激线

	部位		功能	主治
胫区刺激线	胫前线（又称"三里线""膝中线"）	自膝下"足三里"穴，沿胫骨前沿直下，至跗关节"解溪"穴的连线。左、右足各1条刺激线，双足共2条	通过足阳明胃经的反射作用，达到调节胃肠活动能力的目的	腹痛，消化不良，下肢麻木等
	膝外线（又称为"阳陵线"）	即自膝外侧腓骨小头下，至足外踝尖上的连线。左、右足各1条刺激线，双足共2条	通过足少阳胆经的经气反射作用，达到清泻胆经实火的目的	肝胆蕴热，胁痛，黄疸，夜寐惊悸，多啼，喉间痰鸣，下肢麻木等
	膝内线（又称"阴陵线"）	即自膝内侧屈膝横纹尽头，至足内踝尖上的连线。左、右足各1条刺激线，双足共2条	通过足少阴肾经和足太阴脾经等经气反射作用，以促进脾肾与膀胱功能活动	小便短赤，癃闭，失禁，夜啼，下肢麻木等

部位			功能	主治
胫区刺激线	腘窝线（又称"委中线"）	即自膝内腘窝横纹正中，向下沿腨肚至足跟上部的连线。左、右足各1条刺激线，双足共2条	通过足太阳膀胱经的经气反射作用，能疏解因风邪所致的腰背强直	角弓反张，惊风抽搐等
跖趾区刺激线	足背线（又称"八关线"）	即自踝关节横纹"解溪"穴沿足背各伸肌腱间至趾根部的连线。左、右足各4条刺激线，双足共8条	通过足三阴、足三阳经的经气反射作用和足伸肌腱的调节作用，疏解外邪和促进下肢气血的运行	惊风抽搐，高热，足部厥逆等
	跖中线（又称"涌泉线"）	即自足跖底正中部沿"涌泉"穴向前，至中趾内根部的连线。左、右各1条刺激线，双足共2条	通过足少阴肾经的经气反射作用和上病下取的原则，以激发内脏功能活动，达到清泻热邪的目的	呕吐，泄泻，鼻衄，脱肛，惊悸，昏迷，囟填等
	气端（又称"足通心点"）	即足趾尖端部。每足趾尖各1点，左、右双足共10点，与"十宣"穴合称为"通心点"	为足趾神经末梢部，功能宣达脏气，通心开窍，清热泻火	惊风，高热昏迷，厥逆等
	※ 注意点：气端的针刺手法与十宣穴同，均以浅刺不出血为度			

部位			功能	主治
跖趾区刺激线	大敦点	即足大趾爪甲根部后外侧角约1分处，每足1点，左、右双足共2点	为足厥阴肝经井穴，能清泻肝经实热	惊风，疝痛，蛔厥等
		※ 注意点：针刺手法与手十二井穴同		

（六）镇惊十点

部位			功能	主治
镇惊十点	百会	头顶部正中点，后发际上7寸处	通过激发各经络的敏感点，能兴奋中枢神经，调节全身脏腑经气活动力，达到清心、安神、通窍和镇惊、解痉等作用。为小儿急证急救的主要刺激点	惊风，昏迷，厥逆，癫痫等
	素髎	鼻准头尖部		
	印堂	两眉中间（即"眉心"穴）		
	人中	鼻唇沟上1/3处		
	膻中	两乳头之间正中点陷中（即胸正中线，平第四肋间角）		
	长强	尾间骨端		
	通心	详见手足部通心点		
	劳宫	掌心正中点		
	涌泉	足掌心中央凹陷中，约足底（去趾）前1/3处		
	大敦	足大趾爪甲根部后外侧角约1分处		
	※ 注意点：镇惊十点的针刺手法，以下针稍重而带压刺速挑，仅刺浅表以不出血为度。针刺时宜先上后下，至症状缓解即可停针。十点可不必全刺，一般轻证或昏迷仅取"人中""膻中""通心"等点即可				

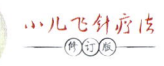

小儿常见疾病飞针疗法简表

（一）外感证候

证候	治则	飞针部位
发热	疏风，散邪，清热	主线：前额区刺激线。 配线：风寒取手三阳线；风热取手三阴线。 加减线：口糜、口疮、咽红肿痛加掌中线，少商点出血；手足厥逆加手背线，足背线
咳喘（小儿肺炎）	宣肺，下气，定喘	主线：胸区刺激线。 配线：背区刺激线，膝外线。 加减线：风寒加手三阳线。风热加手三阴线。 　本法可与发热证治配合；久病体弱而喘者宜慎针

（二）内热证候

证候	治则	飞针部位
高热	清热泻火，开窍醒神	主线：前额区刺激线，手三阴线。 配线：枕区刺激线，十二井穴刺出血。 加减线：呼吸急促加膻中线；重则加胸区线。手足厥逆加手背线，足背线，掌中线。神志昏迷加人中线，手通心点（十宣）；重证加足通心点（气端）

证候	治则	飞针部位
急惊风	平肝，清心，镇惊，息风，开窍，化痰	主线：镇惊十点。 配线：轻证取枕区线；重证取手三阴线。 加减线：牙关紧闭加颊区线；窜视、斜视或直视加额区线；颈项强直加项区线；角弓反张加脊中线、腘窝线；痉挛加手背线，足背线；高热加十二井穴刺出血；惊悸加跖中线

（三）传染性疾病证候

证候	治则	飞针部位
痄腮	清热解毒，消肿开关	主线：颊区刺激线。 配线：掌中线、阳明线、大敦点刺出血。较大儿童可配合毫针，取合谷、颊车2穴轻捻不留针
痢疾	清热解毒，理气导滞	主线：骶区刺激线。 配线：下腹区刺激线，胫前线，膝内线

（四）小儿杂病证候

证候	治则	飞针部位
积滞	消食导滞	主线：上腹区刺激线。 配线：脊沿线，胫前线
腹痛	行气，化滞，止痛	主线：上腹痛取上腹区刺激线；下腹痛取下腹区刺激线。 配线：脐周线，胫前线

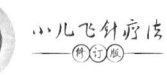

证候	治则	飞针部位
呕吐，泄泻	健脾，化湿，消导，湿热泄泻宜清热利湿	主线：呕吐取背脊沿线；泄泻取腰脊沿线。 配线：胫前线。 加减线：呕吐加上腹区线；泄泻加下腹区线；湿热泄泻加骶区线；胃火冲逆呕吐加跖中线
癫痫	清肝，豁痰，开窍	主线：顶区刺激线，镇惊十点（选取数点）。 配线：胸区刺激线，手通心点，膝外线
目赤肿	清热泻火，平肝	主线：颞区刺激线，耳周线。 配线：额区刺激线，胸侧1、2刺激线，耳背紫络刺出血
脱肛	虚弱证补脾益气，实热证清肠热	主线：骶区刺激线。 配线：跖中线。 加减线：虚性脱肛，可于飞针后，再取百会穴行灯火燋法
尿闭	行气通关，清热	主线：下腹区刺激线。 配线：掌中线，膝中线，膝内线
疝气	清肝，益气，升提	主线：大敦点，或针后加灯火燋。 配线：下腹区刺激线。慢性宜加用绷带包扎、升托
疳积	健脾，消积，驱虫	主线：四缝穴，脊沿线。 配线：胫前线，上腹区刺激线。有虫再加配下腹区刺激线
脐风	驱风，镇痉	主线：脐风十三燋点灯火燋。 配线：脊中线用飞针

小儿马牙挑治法

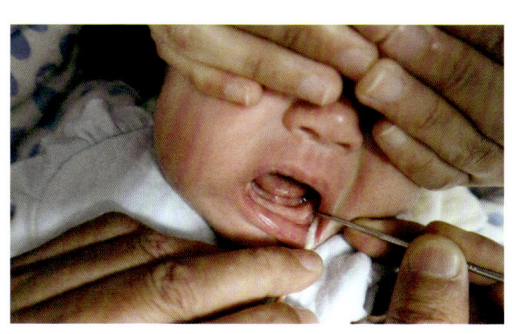

图24　马牙、重龈挑治法

"马牙"，即西医所谓口腔内"上皮疹"，是初生儿（出生后1个月内）常见的口腔疾患，主要由于胎热、胎毒或口腔不洁感染所致。由于胃肠热毒内盛，邪火上炎、循手足阳明经脉络龈贯颊、熏灼齿龈，而出现齿龈红肿。状如双重齿龈者称为"重龈"，亦称"板口黄"，俗称"白牙"；牙龈上现有白色如细米粒样的细碎粒子，形如"马牙"者，则称为"马牙"，亦称"珠口黄"，俗称"冲只"，故民间又将挑治"马牙"叫做"挑冲"。

"马牙"或"重龈"的出现，使小儿吮乳困难，经常啼哭，面赤唇红，口液外流，舌苔多黄而干，指纹稍紫红。宜以中药银花、石膏、甘草煎汤常服，以清热、降火、解毒。

马牙挑治法，是将飞针消毒后，直接针刺挑破白色米粒样的粒子，挤出白色液状粒，涂以"青黛冰硼散"，其效应显著，一般一经挑治干净后，即见吮乳正常（图24）。

重龈挑治法，同样将飞针消毒后，直接刺挑齿龈上的肿处，使微出血以泻热毒，再用青黛冰硼散涂擦，效应与马牙挑治类同（图24）。

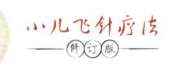

灯火燋法

"灯火燋法"，古人又称它为"神火灸"，是治疗初生儿疾病常用的一种火灸方法，它不同于针灸疗法中的艾灸法，但其原理类同。

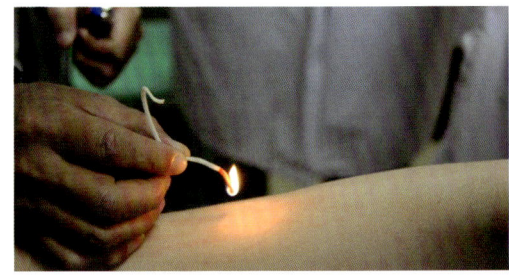

图25　灯火燋法

1. 方法

将灯心（或用棉纱心代替）蘸麻油（生油、菜油亦可）燃点，迅速点灼特定的火燋部位。手法要迅速，一触及皮肤即提起灯心，一般可闻及"啪""啪"的轻微火爆声，皮肤上同时出现一个小小的火伤水疱，每一穴位只燋点1次（图25）。

2. 适应证

本法对于小儿脐风，或风邪在表所引起的惊搐闭证有效。此外对疳证之肚腹胀大、青筋暴露亦效。但对实热证和邪已深入的重证，或素体肝热、及久病体弱虚极患儿则应禁用。

3. 注意点

小儿当火燋后，如出现水疱，应保持清洁，切勿感染而成燋伤。一般2天左右即可结痂，但痂落后遗留永不消退的瘢痕，故非不得已时尽量不用火燋法。

1. 穴位

脐风十三燋点： 百会、印堂、人中、承浆、少商（2穴）、脐中、脐周（脐轮）。

镇惊五燋点： 百会、劳宫（2穴）、涌泉（2穴）。

飞针歌诀

先医传下飞针术，民间俗称摘银针。
君能巧练指下力，拯救婴儿妙如神。
三寸银针指中握，上下飞舞左右中。
点似雀啄忽起落，快若鱼跃任翔游。
如履薄冰轻刺皮，心犹悬镜细关心。
先针后药解儿难，救急济危甘露功。
头额功能清官窍，枕颈效可起心神。
咳逆还须胸中刺，挛搐更宜背脊针。
腹痛食少脘上点，泻利溲短脐下挑。
脐风应加脐周火，疝气宜添大敦燋。
便秘痫下骶腰穴，脘胀胸高胸腹求。
脱肛骶侧涌泉合，呕吐腹旁膻中兼。
高热神昏肢冷厥，清泻井宣手三阴。
惊风心悸面青赤，解痉脊中十点先。
手三阴线泻火炽，手三阳线退热风。
脊沿去积诚独效，四缝消痞实奇功。
掌中能解语舌謇，顶上可清心神昏。
针下点点脏腑透，体表线线经络连。
谁人能识此中诀，未药先针急中通。